Integrative Oncology in Breast Cancer Care

乳腺整合肿瘤学

原著　[英] Penny Kechagioglou

　　　[英] Nina Fuller-Shavel

主审　王晓稼

主译　吴伟主

中国科学技术出版社

·北 京·

图书在版编目（CIP）数据

乳腺整合肿瘤学 / (英) 彭尼·凯查吉奥格鲁 (Penny Kechagioglou), (英)
妮娜·富勒 – 沙维尔 (Nina Fuller-Shavel) 原著；吴伟主主译 . -- 北京：中
国科学技术出版社 , 2025. 10. -- ISBN 978-7-5236-1407-5

Ⅰ . R737.9

中国国家版本馆 CIP 数据核字第 20254L79N0 号

著作权合同登记号：01-2025-1468

First published in English under the title
Integrative Oncology in Breast Cancer Care
edited by Penny Kechagioglou, Nina Fuller-Shavel
Copyright © Penny Kechagioglou, Nina Fuller-Shavel, 2023
This edition has been translated and published under licence from Springer Nature
Switzerland AG.

策划编辑	黄维佳	刘　阳
责任编辑	韩　放	
装帧设计	佳木水轩	
责任印制	徐　飞	

出　　版	中国科学技术出版社
发　　行	中国科学技术出版社有限公司
地　　址	北京市海淀区中关村南大街 16 号
邮　　编	100081
发行电话	010-62173865
传　　真	010-62179148
网　　址	http://www.cspbooks.com.cn

开　　本	710mm×1000mm　1/16
字　　数	175 千字
印　　张	10.5
版　　次	2025 年 10 月第 1 版
印　　次	2025 年 10 月第 1 次印刷
印　　刷	北京博海升彩色印刷有限公司
书　　号	ISBN 978-7-5236-1407-5/R·3493
定　　价	128.00 元

译者名单

主　审　王晓稼

主　译　吴伟主

副主译　徐正阳　陈述政　丁锦华　李　强

译　者（以姓氏笔画为序）

丁锦华　王晓稼　孙玲麟　李　强　杨玮丽　吴伟主

陈述政　徐正阳　虞凯杰　蔡仕彬　蔡依依

内容提要

本书引进自 Springer 出版社，是一部聚焦乳腺肿瘤综合治疗的实用专著。全书共四篇 15 章，分别从乳腺癌的预防与诊断、早期的系统治疗、晚期的生活质量提升、患者长期生存的管理策略等多维度出发，详尽介绍了乳腺癌患者从预防与诊断到治疗及生存管理的整个过程。书中所讨论的方法有助于指导临床医生减少治疗的不良反应，优化乳腺癌患者的临床结果，降低乳腺癌复发风险，最大限度改善患者的长期生存质量。本书内容系统，阐释简洁，实用性强，可为国内广大临床医生及医疗保健专业人员开展乳腺癌综合治疗时提供借鉴参考。

主审简介

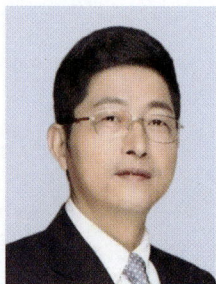

王晓稼

　　肿瘤学博士，主任医师（二级岗），博士研究生导师，浙江省肿瘤医院院长助理、乳腺肿瘤内科主任，浙江省肿瘤智能诊断和分子技术诊治技术研究中心副主任，中国科学院基础医学与肿瘤研究所实验研究者（PI）。浙江省肿瘤诊治质控中心副主任兼乳腺癌专家委员会主任委员，中国临床肿瘤学会乳腺癌专家委员会副主任委员，浙江省抗癌协会肿瘤内科专业委员会前任主任委员、乳腺癌专业委员会主任委员，美国宾夕法尼亚大学访问学者，国家重点研发计划港澳台创新合作重点专项首席专家，浙江省"151人才"第二层次人才。主持国家重点研发计划国际合作重点专项1项、国家自然科学基金1项、浙江省省重点研发计划2项，承担各类国际、国内和自发临床研究100余项。主编及副主编著作5部，发表论文200余篇，其中被SCI收载论文80余篇。

主译简介

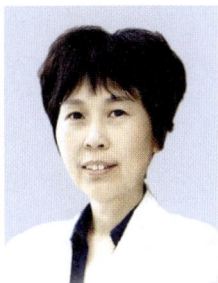

吴伟主

　　主任医师（二级岗），宁波大学医学院硕士研究生导师、兼职教授，宁波市医疗中心李惠利医院甲状腺乳腺外科主任，宁波市胸部恶性肿瘤临床医学研究中心副主任。浙江省第十二届政协委员，中国医疗保健国际交流促进会普外科委员，中国医药教育协会乳腺病专业委员会浙江省分会常务委员，浙江省医学会肿瘤学分会委员，浙江省抗癌协会乳腺癌专业委员会委员，宁波市医学会甲状腺疾病协会及乳腺疾病协会副主任委员，宁波医学学术交流管理中心乳腺疾病分会副主任委员，宁波市有突出贡献专家、拔尖人才。从事甲状腺肿瘤、乳腺肿瘤的基础临床研究 30 余年，尤其擅长乳腺癌的综合治疗，2013 年至今手术量居宁波市首位。参加及主持国家级、省部级科研课题多项，在中华系列期刊发表并被 SCI 期刊收录学术论文 20 余篇。

中文版序

　　乳腺癌是威胁全球女性健康的主要原因之一，尽管现代医学在乳腺癌的诊断和治疗方面取得了显著进展，但是乳腺癌的死亡率仍居高不下，而且发病率仍在上升。目前，科学技术和生物医药的发展日新月异，肿瘤患者的生存率显著提高和生存期越来越长，肿瘤逐渐成为一种慢性病和常见病。然而，传统治疗方法和新型治疗药物的局限性日益凸显，在此背景下，整合医学应运而生，*Integrative Oncology in Breast Cancer Care* 一书旨在系统阐述整合医学理念在乳腺癌防治和康复中的应用，为乳腺癌防治工作提供了新理念、新思路和新方法。本书汇集了国外众多专家学者在乳腺整合肿瘤学领域的宝贵经验和最新研究成果，涵盖了乳腺癌的诊断、治疗、预防、康复等各个方面，越来越多的医疗专业人员在整合医学领域接受培训和认证，其中包括医生、护士、营养师、物理治疗师、心理学家、健康教练等。

　　整合医学理念始终强调以患者为中心，整合多种治疗手段，制订个体化治疗方案，提高治疗效果，改善生活质量。其内容全面、系统，涵盖了乳腺癌的流行病学、病因学、病理学、诊断学、治疗学、康复医学等多个方面，并重点介绍了中医药、营养、心理、运动等整合医学手段在乳腺癌防治中的应用，而且注重临床实用性，结合临床实际，深入浅出地讲解整合医学的理念和方法，为临床医生提供了实用的参考和指导。

　　我们相信，本书将为国内肿瘤科、乳腺科、中医科等相关科室的临床医生，以及对整合医学和乳腺癌防治感兴趣的读者提供一份了解掌握乳腺整合肿瘤学最新成果及宝贵经验的实用指南，为推动乳腺整合肿瘤学的发展，提高乳腺癌的防治水平，保障女性健康做出积极贡献。

王晓稼

译者前言

　　乳腺癌是威胁全球女性健康的重大因素，根据国家癌症中心每年发布的统计数据可见，乳腺癌的发病率一直居高不下。截至 2022 年，全球新发乳腺癌病例数达到 230 万例，而我国就报告了 35.7 万例，占比约为 15.7%。

　　就乳腺癌防治成效而言，我国仍面临一些挑战。根据国家癌症中心最近发布的数据显示，我国乳腺癌患者的 5 年生存率为 80.9%，与全球数据相比仍有约 10% 的差距。学习国外的经验采用整合医学模式有助于减少差距。*Integralive Oncology in Breast Cancer Care* 汇集了国际众多专家学者在乳腺整合肿瘤学领域的宝贵经验和最新研究成果，涵盖了乳腺癌的诊断、治疗、预防、康复等方面，强调以患者为中心，整合多种治疗手段，为临床医生提供实用的参考和指导，是我国乳腺癌治疗的理想参考。

　　这种跨学科的合作模式使我们能够全面评估患者的病情，制订个性化治疗计划，提高治疗的精准度和效果。这些方法不仅能缓解病痛，还能增强体质，提高生活质量。通过整合医学，我们不仅能提升治疗效果，还有助于降低医疗成本，实现医疗资源的优化配置。

　　强调整体治疗和康复的重要性，体现了对患者全面需求的关注。通过多元化的治疗手段，我们可以为乳腺癌患者提供更全面和个性化的治疗方案，帮助他们在治疗过程中获得更好的康复效果。

吴伟主

原书前言

本书讲述了整合医学在乳腺癌领域应用的科学研究与哲学基础，其内容经过精心编排，纳入了该领域最新的科学证据。谈及癌症整合医学或肿瘤整合医学时，我们通常认为其是将主流肿瘤学护理与生活方式、支持疗法和补充疗法相结合，旨在提高癌症患者的生活质量，降低癌症复发风险，并改善其长期临床结局。

作为该领域的专家学者，我们意识到全球肿瘤整合医学的实践存在很大差异。一些国家已经拥有较为成熟的护理模式，并伴随着独特的运行模式；而另一些国家仍在探索肿瘤整合医学的价值，以及适合它们的最佳护理和资金筹集模式。本书将要讨论的核心是提供肿瘤整合医学服务的医疗机构和系统，在这些医疗机构和系统获得服务的癌症患者群体，其长期疗效会更好。

肿瘤整合医学在改善癌症患者预后方面价值的证据是压倒性的，不容忽视。全球整合医学从业者及该领域的领导者已经在各自国家创立了相关学会和组织，利用相关研究工具和现实数据（这些数据已证明其价值）来教育公众、倡导理念并推动该领域的发展。这些活动促使越来越多医疗专业人员在整合医学领域接受培训和认证，其中包括医生、护士、营养师、物理治疗师、心理学家、健康教练等。患者协会、慈善机构和患者维权团体正越来越多地利用其亲身经历和从中获得的收益，向医疗保健系统提出要求，希望其批准并资助肿瘤整合医学护理模式的发展。

尽管上述肿瘤整合医学的进展听起来十分美好，但各国从业者接受培训的机会和培训的质量却存在巨大差异。其一，许多从业者学习整合医学，是希望在癌症的临床护理中采用整合医学，但他们所在国家的法规和指南却禁止他们在临床上实践肿瘤整合医学。其二，中低收入国家在努力让患者获得化疗和放疗等基本癌症护理时，可能不会将肿瘤整合医学作为优先事项。其三，在资源有限的医疗保健体系中，决策者目前尚未将整合医学作为优先事项，因为他们可能认为这是一项"锦上添花"的服务，而非癌症患者护理不可或缺的组成部分。有证据表明，采用肿瘤整合医学服务可以降低医疗成本，维持医护人员的工作效率。本书的主体部分将重点讨论这些证据。

鉴于上述挑战，并为了缩小临床未满足需求与国家间社会政治经济差异之间的鸿沟，我们撰写了这部有关乳腺肿瘤整合医学的书，以分享我们通过培训、临床实践及全球合作所获得的知识。

本书主要面向希望建立整合肿瘤学实践的癌症护理从业者、寻求最佳肿瘤护理模式的医疗和临床主任、该领域的学生、从业者及卫生政策制订者。我们相信，这是乳腺整合肿瘤学领域中最具现代性的作品，我们期望能够激励读者，使他们受到鼓舞，采取行动，推动乳腺整合肿瘤学在全球范围内扩大规模并改变癌症护理的现状。

目 录

第四篇　长期生存

附　录

第一篇
乳腺癌的预防与诊断

Breast Cancer Prevention and Diagnosis

第1章 预防胜于治疗
Prevention Is Better Than Treatment

孙玲麟 李 强 译 吴伟主 校

一、初级预防

人们越来越认识到癌症（25%）与生活方式的选择有关，乳腺癌也不例外，其风险因素包括肥胖、酒精摄入和久坐不动等生活方式[1]。因此，初级预防在减少乳腺癌的易感风险这一方面至关重要。生活方式的改善不仅有助于增强人体免疫系统对抗可能正在发展的癌症，还能减少患病风险[2]。然而，如果长期维持不健康的生活习惯，加之高压力的生活状态，可能导致免疫系统受损，从而增加癌症的发生风险。

二、次级预防

乳腺肿瘤筛查已改变早期乳腺癌患者的预后，通过早发现和早诊断，使患者能够更早接受治疗，从而显著降低全球早期乳腺癌的死亡率[2]。这就是乳腺癌次级预防的意义。次级预防可以在癌症早期识别肿瘤，这时肿瘤较容易治疗，并且最有可能治愈。乳腺癌在晚期被发现时，治愈率较低，治疗难度增大。

然而，全球乳腺肿瘤筛查的接受度差异较大，一些较贫困的国家难以实现乳腺肿瘤筛查。在英国，2021—2022 年，50—70 岁的患者只有 62% 在收到邀请后 6 个月内参加了乳腺 X 线筛查，而该比例本应超过 70%[3]。

三、三级预防

即使已经治疗乳腺癌，医护人员采取生活方式干预也永远不晚。乳腺癌诊断和治疗后的生活方式改变可以帮助患者在治疗中获得更好的生存，在许多情况下，它还可以减少乳腺癌复发风险。生活方式的建议与初级预防中相似。

四、饮食

饮食方式与乳腺癌有关。应保持健康的饮食方式，食用蔬菜、水果、豆类及完整的未加工食品有助于预防乳腺癌。同样，避免甜食、精制糖和含糖饮料，减少高热量加工食品和酒精的摄入也可以对抗癌症的发生。一些富含不健康脂肪（如反式脂肪酸）的食物可能通过诱导表观遗传学变化（如 DNA 低甲基化、肿瘤抑制基因启动子区域的高甲基化和组蛋白的异常修饰），抑制肿瘤杀伤机制，进而促进乳腺癌的发生[4]。此外，过量的加工食品（如饼干、蛋糕和糖果）中的反式脂肪和糖可能扰乱正常的代谢过程，包括细胞凋亡路径，导致体内炎症增加和血管功能失调（内皮功能障碍）。这种内环境对免疫系统有害，可能使其更容易受到癌细胞的侵害，而且由于血管内皮功能障碍，癌细胞可能在身体的其他部位扩散（转移）。此外，随着体内脂肪和糖分的增加，体重也会增加，进而增加患糖尿病、肥胖症和心血管疾病等风险。

另外，来自蔬菜、水果、坚果和豆类的膳食纤维能够滋养大肠中的有益细菌，促进短链脂肪酸（尤其是乙酸、丙酸和丁酸）的生成。丁酸能刺激细胞凋亡，有助于预防癌症的发展[5]。膳食纤维还可以帮助保持规律的肠道运动，减少血液中的雌激素水平。乳腺癌主要是雌激素驱动的癌症，因此降低雌激素水平有助于减少乳腺癌的风险。膳食纤维还能通过提供天然植物雌激素来源与体内的雌激素竞争，防止雌激素引发的癌症[5]。此外，来自蔬菜（胡萝卜、花椰菜、绿叶蔬菜和富含叶黄素的柑橘类水果）和水果中的类胡萝卜素（如 α- 胡萝卜素和 β- 胡萝卜素、叶黄素）也能降低乳腺癌的风险[6]。

五、肥胖

高热量食品会导致体重增加和肥胖，后者会增加乳腺癌的风险，尤其是在缺乏或没有体育活动的情况下[7-9]。肥胖的衡量标准是体重指数（body mass index，BMI），其计算方法为体重（kg）除以身高（m）的平方（kg/m²）。BMI 范 围 包 括<18.50kg/m²（ 体 重 过 轻 ）、18.5～24.99kg/m²（ 正 常 体 重 ）、≥25.00kg/m²（超重）和≥30.00kg/m²（肥胖）[10, 11]。限制热量摄入有助于预防癌症的发生，但肥胖则正好相反。肥胖时，体内存在高水平的胰岛素及胰岛素抵抗、胰岛素样生长因子（insulin-like growth factor，IGF）、血管内皮生长因子（vascular endothelial growth factor，VEGF）、雌激素代谢异常和慢性炎症，最终导致氧化作用和免疫抑制[10, 11]。有研究表明，患癌症的肥胖女性死亡风险比正常体重女性高出 33%[12-14]。接受过绝经后治疗的乳腺癌患者若肥胖，其复发风险较高，并且对医疗治疗的反应较差[15, 16]。更多的研究表明，保持正常体重可以减少乳腺癌的发生、降低并发症和癌症复发的风险，同时提高生存率[17, 18]。总之，超重和肥胖会对乳腺癌的预后产生负面影响[19]。

六、酒精的摄入

乳腺癌的风险与酒精摄入量成正比。每天摄入 10g 酒精，绝经后女性乳腺癌的风险增加 8%，绝经前女性为 9%，总体上为 10%[20]。研究发现，酒精通过三种途径引发乳腺癌：增加雌激素水平（包括激活芳香化酶）、影响雌激素受体及酒精代谢过程中产生的毒素[21, 22]。酒精还可以影响月经周期的规律性，导致血液中雌激素水平升高，并诱发乳腺组织的变化，使其更容易罹患癌症[23]。Frydenberg 等的研究表明，每天摄入>10g 酒精的女性，其月经周期中 17β- 雌二醇的浓度平均增加 18%，而摄入<10g 酒精的女性则无此变化[23]。总之，长期饮酒与乳腺癌直接相关，每天摄入 5～14.9g 酒精显著增加乳腺癌的风险，相对风险为 1.13[24]。

七、体育活动

体育活动在减少乳腺癌风险方面起着重要作用，同时有助于缓解癌症患者常见的焦虑症和其他心理健康问题[25, 26]。乳腺癌预防中，体育活动最显著的效应出现在无乳腺癌家族史、体重正常的绝经后女性及至少生育过一个健康孩子的女性中[27]。与不进行体育活动的女性相比，经常锻炼的女性乳腺癌风险降低10%～25%[25, 26]。尽管如此，在英国，目前对于乳腺癌患者和幸存者，并没有明确的运动指导，这仍是临床上未满足的需求。

八、环境毒素

环境中的一些毒素可以导致乳腺组织环境发生变化，从而增加乳腺癌风险。例如，电离辐射是最具毒性的环境因素之一，尤其是在早期暴露时，它会显著增加乳腺癌的风险[28]。如果在青少年之前、妊娠之前暴露于辐射，可能会对乳腺腺体造成严重损伤，从而增加乳腺癌风险。还有一些内分泌干扰化学物质（endocrine disrupting chemical，EDC），如果在早期接触，可能会影响正常乳腺组织的发育，进而增加成年后乳腺癌的风险[29]。此外，子宫内暴露于激素和其他有毒化学物质也可能影响正常乳腺腺体的发育，增加乳腺癌的风险[29]。同样，激素替代疗法用于治疗更年期症状时，也会增加乳腺癌的风险。停用该疗法5年后，风险逐渐降低[30]。

九、总结

毫无疑问，乳腺肿瘤筛查革新了乳腺癌的诊断和治疗，增加了乳腺癌在早期甚至临床前阶段的发现，从而更有效地治疗并提高乳腺癌生存率。初级预防是多方面的，能够改善人群的健康，预防乳腺癌。通过改善饮食，选择全食而非加工食品，减少酒精摄入量，增加体育活动等生活方式改变，不仅有助于乳腺癌预防，还可以预防心血管疾病、糖尿病等常见慢性病。此类公共卫生项目应在学校、大学和工作场所广泛开展。

参考文献

[1] Cancer Research UK. Breast cancer statistics. https://www.cancerresearchuk.org/health-professional/cancer-statistics/survival. Accessed 10 Sept 2023.

[2] Kolak A, Kamińska M, Sygit K, Budny A, et al. Primary and secondary prevention of breast cancer. Ann Agric Environ Med. 2017;24(4):549-53.

[3] NHS England. Women urged to take up NHS breast screening invites. https://www.england. nhs. uk/2023/02/women-urged-to-take-up-nhs-breast-screening-invites/. Accessed 10 Sept 2023.

[4] Rodríguez-Miguel C, Moral R, Escrich R, Vela E, et al. The role of dietary extra virgin olive oil and corn oil on the alteration of epigenetic patterns in the rat DMBA-induced breast cancer model. PLoS One. 2015;10(9):1-16.

[5] Aune D, Chan DSM, Greenwood DC, Vieira AR, et al. Dietary fiber and breast cancer risk: a systematic review and meta-analysis of prospective studies. Ann Oncol. 2012;23(6):1394-402.

[6] Aune D, Chan DSM, Vieira AR, Navarro Rosenblatt DA, et al. Dietary compared with blood concentrations of carotenoids and breast cancer risk: a systematic review and metaanalysis of prospective studies. Am J Clin Nutr. 2012;96(2):356-73.

[7] Orecchioni S, Reggiani F, Talarico G, Bertolini F. Mechanisms of obesity in the development of breast cancer. Discov Med. 2015;20(109):121-8.

[8] Allott EH, Hursting SD. Obesity and cancer: mechanistic insights from transdisciplinary studies. Endocr Relat Cancer. 2015;22(6):365-86.

[9] Davoodi SH, Malek-Shahabi T, Malekshahi-Moghadam A, Shahbazi R, Esmaeili S. Obesity as an important risk factor for certain types of cancer. Iran J Cancer Prev. 2013;6(4):186-94.

[10] The WHO. Global database on Body Mass Index (BMI); http://apps.who.int/bmi/index. jsp?introPage=intro_3.html. Accessed 10 Sept 2023.

[11] Jeon YW, Kang SH, Park MH, Lim W, Cho SH, Suh YJ. Relationship between body mass index and the expression of hormone receptors or human epidermal growth factor receptor 2 with respect to breast cancer survival. BMC Cancer. 2015;15:1-9.

[12] Protani M, Coory M, Martin JH. Effect of obesity on survival of women with breast cancer: systematic review and meta-analysis. Breast Cancer Res Treat. 2010;123(3):627-35.

[13] Thompson HJ, Sedlacek SM, Wolfe P, Paul D, et al. Impact of weight loss on plasma leptin and adiponectin in overweight-to-obese post-menopausal breast cancer survivors. Nutrients. 2015; 7(7): 5156-76.

[14] Hauner D, Janni W, Rack B, Hauner H. The effect of overweight and nutrition on prognosis in breast cancer. Dtsch Arztebl Int. 2011;108(47):795-801.

[15] World Cancer Research Fund International/American Institute for Cancer Research Continuous Update Project Report: diet, nutrition, physical activity, and breast cancer survivors; http://www.wcrf. org/sites/default/files/Breast-Cancer-Survivors-2014-Report. pdf. Accessed 10 Sept 2023.

[16] Rose DP, Gracheck PJ, Vona-Davis L. The interactions of obesity, inflammation and insulin resistance in breast cancer. Cancers. 2015;7(4):2147-68.

[17] Applebaum MA, Miller BT, Lopez J, Doren EL, et al. Change in body mass index after breast reconstruction and associated complications. Eplasty. 2015;15:406-12.

[18] Chan DSM, Vieira AR, Aune D, Bandera EV, et al. Body mass index and survival in women with breast cancer- systematic literature review and meta-analysis of 82 follow-up studies. Ann Oncol. 2014;25(10):1901-14.

[19] Thompson HJ, Sedlacek SM, Playdon MC, Wolfe P, et al. Weight loss interventions for breast cancer survivors: impact of dietary pattern. PLoS One. 2015;10(5):1-17.

[20] Liu Y, Nguyen N, Colditz GA. Links between alcohol consumption and breast cancer: a look at the evidence. Womens Health (Lond). 2015;11(1):65-77.

[21] Liu Y, Nguyen N, Colditz GA. Links between alcohol consumption and breast cancer: a look at the evidence. Womens Health. 2015;11(1):65-77.

[22] Castro GD, Castro JA. Alcohol drinking and mammary cancer: pathogenesis and potential dietary preventive alternatives. World J Clin Oncol. 2014;5(4):713-29.

[23] Frydenberg H, Flote VG, Larsson IM, Barrett ES, et al. Alcohol consumption, endogenous estrogen and mammographic density among premenopausal women. Breast Cancer Res. 2015;17:1-12.

[24] Cao Y, Willett WC, Rimm EB, Stampfer MJ, Giovannucci EL. Light to moderate intake of alcohol, drinking patterns, and risk of cancer: results from two prospective US cohort studies. BMJ. 2015;351:1-8.

[25] Milecki P, Hojan K, Ozga-Majchrzak O, Molińska-Glura M. Exercise tolerance in breast cancer patients during radiotherapy after aerobic training. Contemp Oncol (Pozn). 2013;17(2):205-9.

[26] Kruk J. Lifestyle components and primary breast cancer prevention. Asian Pac J Cancer Prev. 2015;15(24):10543-55.

[27] Lynch BM, Neilson HK, Friedenreich CM. Physical activity and breast cancer prevention. Recent Results Cancer Res. 2011;186:13-42.

[28] Lee HR, Hwang KA, Nam KH, Kim HC, Choi KC. Progression of breast cancer cells was enhanced by endocrine-disrupting chemicals, triclosan and octylphenol, via an estrogen receptor-dependent signaling pathway in cellular and mouse xenograft models. Chem Res Toxicol. 2014;27:834-42.

[29] Rudel RA, Ackerman JM, Attfield KR, Brody JG. New exposure biomarkers as tools for breast cancer epidemiology, biomonitoring, and prevention: a systematic approach based on animal evidence. Environ Health Perspect. 2014;122(9):881-95.

[30] Roth JA, Etzioni R, Waters TM, Pettinger M, et al. Economic return from the women's health initiative estrogen plus progestin clinical trial: a modeling study. Ann Intern Med. 2014;160:594-602.

孙玲麟　李　强　译　吴伟主　校

一、乳腺 X 线检查作为筛查手段的有效性

目前，全球尚未确定乳腺 X 线筛查最佳起始年龄，筛查频率（如每年 1 次、每 2 年 1 次、每 3 年 1 次）尚未标准化。美国通常从 40 岁开始进行年度乳腺 X 线筛查，而英国则从 50 岁开始，并且筛查频率为每 3 年 1 次。当前并没有证据表明，早期和更频繁的乳腺筛查能有效减少乳腺癌死亡率或晚期乳腺癌的发生率[1]。相反，较高的筛查频率和更年轻的筛查起始年龄往往会导致过度诊断。在已经建立乳腺 X 线筛查的地区，尚未发现筛查能显著降低晚期乳腺癌的发生率或初诊时的原发性转移乳腺癌的发生率[1]。筛查带来的过度诊断率大约为 20% 及以上，这常常导致不必要的治疗，并给患者带来不必要的身体和心理创伤。经过 17 年的随访，英国的"年龄"试验表明，39—41 岁开始的乳腺 X 线筛查并未带来任何益处[1]。

对于乳腺癌高危女性，包括那些 *BRCA* 基因突变的女性（其终身患乳腺癌的风险为 50%），如果不进行根治性手术（双侧乳腺切除术和卵巢切除术），则需要进行密切的乳腺监测[1]。在这种情况下，乳腺 MRI 是首选的影像学检查手段，因为其在检测乳腺癌方面具有更高的敏感性。对于那些乳腺癌中等风险（终

身风险为 10%～30%）的女性，包括那些乳腺密度较大的女性，现有证据表明，进行更频繁的乳腺 X 线筛查并不能降低乳腺癌死亡的风险。乳腺 X 线筛查在这些患者中对于乳腺癌死亡率的微小贡献表明，必须考虑使用其他影像学方法或组合影像学手段，同时采用基于风险的筛查策略。

二、乳腺筛查的需求程度

在英国，乳腺肿瘤筛查的年龄为 50—71 岁，因为乳腺癌的发病率随着年龄的增长而增加，81% 的乳腺癌病例发生在 50 岁以上 [2]。乳腺癌的患病率在中产阶级和发达国家中较高，其中北美和西北欧的发病率最高。在这些国家和地区中，社会经济地位较低的人群乳腺癌发病率低于经济状况较好的人群。来自低发病率国家（如中国或日本）的女性移民到高发病率国家（如美国），其终身风险会增加，这表明生活方式和环境因素在乳腺癌的发病中起了作用 [2]。乳腺癌的其他风险因素包括激素和遗传因素，如早期月经、晚期更年期、使用口服避孕药、未生育或晚育、未进行哺乳及使用激素替代疗法（hormone replacement therapy，HRT）来应对更年期症状。流行病学研究表明，自 2002 年女性健康倡议试验公布以来，HRT 的使用显著减少，50 岁以上女性的乳腺癌病例有所减少 [2]。这些统计数据表明，乳腺癌筛查的起始年龄和频率可能需要根据不同国家的风险水平有所不同。此外，通过教育民众、实施预防项目来减少乳腺癌的风险因素至关重要。

三、个性化乳腺筛查

个性化乳腺筛查需要在高风险乳腺癌女性和医疗专业人员之间进行讨论和探索。筛查计划需要考虑遗传风险、家族史、个体风险（如乳腺密度、既往乳腺癌史）及患者对更为激进的措施（如乳腺切除术）的偏好。美国癌症学会建议，对于乳腺癌风险一般的女性，45—54 岁应每年进行乳腺 X 线检查。55 岁以上的女性可以改为每 2 年 1 次的检查，或者根据风险评估和患者偏好继续每年进行检查 [3]。对于 40—44 岁的年轻患者，如果她们的乳腺癌风险较高，则可以考虑每年进行乳腺 X 线检查，但要权衡长期 X 线暴露的风险 [3]。对于某些乳腺癌高风险女性，包括乳腺密度较大的女性和 *BRCA* 基因突变的女性，已有证据表明，乳腺 MRI 应与乳腺 X 线检查联合使用，并应在较年轻的年龄开始筛查 [3]。

四、乳腺癌监测

乳腺癌治疗后的监测频率尚未统一 [4]。实践中存在差异，通常依据患者的复发风险进行指导。大多数癌症专业人士主张，至少在 5 年内进行每年一次的乳腺 X 线检查，若患者年龄仍低于乳腺癌筛查年龄，检查频率可能会更长。5 年或更长时间的年度乳腺 X 线检查后，患者会进入英国国家乳腺筛查计划，每 3 年进行一次筛查，直至 71 岁。患者通常可以选择延长筛查时间，继续每 3 年 1 次的乳腺 X 线检查，方法是联系当地的乳腺筛查单位。目前仍存在争议，即每 3 年 1 次的筛查是否足够，是否基于复发风险的个性化筛查方法更为合适。美国临床肿瘤学会建议进行每年 1 次的乳腺 X 线监测，但也提出基于个性化筛查的可能性 [4]。

五、乳腺超声检查作为筛查手段

乳腺超声在诊断乳腺癌方面的敏感性低于乳腺 X 线，因此通常与乳腺 X 线联合使用，有助于指导需要活检的区域 [4]。此外，乳腺超声可以帮助诊断是否为囊性病变或实性病变，从而决定是否需要进一步检查或监测。此外，对于乳腺 X 线无法明确诊断的患者，乳腺超声在此时尤为重要，尤其是对于乳腺密度较高的患者。乳腺超声不是乳腺癌监测的常规方法，因为其在发现乳腺癌方面的敏感性较低，但可以与乳腺 X 线联合使用，帮助明确一些疑点区域，如肿瘤与手术或放疗后瘢痕组织的区别 [4]。乳腺超声还可以在活检或放置夹标记时提供帮助，并且其费用低、无电离辐射、便捷且可在社区进行。

六、MRI 作为筛查手段

对于有乳腺癌家族史的女性，乳腺 MRI 可作为筛查手段，适用于高风险人群及 *BRCA* 基因突变的女性。当乳腺 X 线和乳腺超声的肿瘤大小不一致时，乳腺 MRI 也有用，能够帮助区分肿瘤与瘢痕组织，特别是在乳腺密度较大的患者中，MRI 对于乳腺癌的检测更为敏感。然而，MRI 的特异性较低，这意味着它具有较高的假阳性率 [4]。这一缺点意味着，如果将 MRI 作为筛查或监测工具，可能会导致许多人接受不必要的检查，包括乳腺活检。由于这一原因，乳腺 MRI 通常不作为乳腺癌筛查或监测的常规工具，但在高复发风险的患者、乳腺密度较大及乳腺癌难以通过乳腺 X 线发现的患者中，可以与乳腺 X 线联合使用。

七、个性化筛查的优缺点

一项被告知风险衡量标准的女性筛查（Women Informed to Screen Depending on Measures of Risk，WISDOM）研究，涉及 10 万名女性，比较个性化筛查方法与常规乳腺癌筛查的结果 [5]。我们期待这项试验的结果，以便了解个性化乳腺筛查是否是未来的最佳筛查方法。乳腺肿瘤筛查对降低死亡率的作用为 15%～30%，然而过度诊断的发生率可能高达 50%[6]。未来需要更多研究来确定乳腺癌筛查的价值和频率。假阳性乳腺 X 线所导致的不必要检查的经济负担可能非常高 [7]，这也是决定筛查起始年龄和频率时需要考虑的重要因素。

八、总结

乳腺筛查的目的是通过更早的诊断和治疗来减少乳腺癌的死亡率。成功的乳腺筛查计划的前提是一般人群能够充分参与筛查，其参与率应达到 70% 左右 [8]。2002 年的 Cochrane 系统回顾了所有随机试验的乳腺筛查，结果显示，接受筛查的群体乳腺癌死亡率减少了 15%。该评审还表明，乳腺癌死亡率在筛查组减少了 15%，并且筛查的最大受益群体是 50 岁以上人群 [8]。这也解释了当前英国国家乳腺筛查计划的建议，即 50—71 岁每 3 年进行 1 次筛查。目前仍存在是否应将 40—49 岁群体纳入筛查范围的争议，尽管该年龄段的筛查似乎能带来类似于年龄较大的群体的死亡率下降，但由于乳腺密度较高，假阳性率较高，可能会抵消筛查带来的益处。WISDOM 研究将告诉我们，基于风险的个性化筛查是否是最佳的筛查方法。乳腺 X 线检查仍然是乳腺筛查的金标准，必要时辅以乳腺超声和（或）乳腺 MRI。

参考文献

[1] Autier P, Boniol M. Mammography screening: a major issue in medicine. Eur J Cancer. 2018;90:34-62.

[2] Robertson C, Arcot Ragupathy SK, Boachie C, Dixon JM, et al. The clinical effectiveness and cost-effectiveness of different surveillance mammography regimens after the treatment for primary breast cancer: systematic reviews, registry database analyses and economic evaluation. Health Technol Assess. 2011;15(34):1-322.

[3] American Cancer Society. Cancer facts and figures. 2016. http://www.cancer.org/acs/groups/content/@research/documents/document/acspc-047079. pdf. Accessed 10 Sept 23.

[4] Robertson C, Ragupathy SKA, Boachie C, Dixon JM, et al. The clinical effectiveness and cost-effectiveness of different surveillance mammography regimens after the treatment for primary breast cancer: systematic reviews, registry database analyses and economic evaluation. Health Technol Assess. 2011;15:34.

[5] Esserman LJ, The WISDOM Study and Athena Investigators. The WISDOM study: breaking the deadlock in the breast cancer screening debate. Breast Cancer. 2017;3:34.

[6] Khrouf S, Letaief Ksontini F, Ayadi M, Belhaj Ali Rais H, Mezlini A. Breast cancer screening: a dividing controversy. Tunis Med. 2020;98(1):22-34.

[7] Ong MS, Mandl KD. National expenditure for false-positive mammograms and breast cancer overdiagnoses estimated at $4 billion a year. Health Aff (Millwood). 2015;34(4):576-83.

[8] Schrijvers D, Senn HJ, Mellstedt H, Zakotnik B. ESMO Handbook of cancer prevention. Mumbai: Informa Healthcare; 2008.

杨玮丽　李　强　译　吴伟主　校

一、乳腺癌是一种复杂的疾病，诊断与治疗都具有挑战性

乳腺癌具有多种分子类型（异质性疾病），每种类型具有不同的生物学特征和预后[1]。由于乳腺肿瘤的分子和遗传组成各异，它们对标准治疗的反应也常常不同。临床医生应当意识到这些差异，以便根据患者的具体情况制订个性化治疗方案。即使是组织学上看似相似的病例，由于生活方式和环境因素等的不同，治疗反应也可能有所不同。分子诊断技术的进步使得我们拥有了更多的工具来有效进行个体化管理。我们在英国国家医疗服务体系（National Health Service，NHS）和私营部门中积累了大量数据，如果能够将这些数据整合并进行有效分析，将有助于更智能地预测治疗反应。人工智能可以利用临床、病理、遗传、基因组、影像学及生活方式数据，制订预测性临床算法和临床支持工具，帮助我们理解生理、分子和生活方式因素在乳腺癌管理中的相互作用。

二、全球乳腺癌诊断和治疗的不平等

早期诊断项目的成功关键在于是否具备足够的检测、影像学和活检设施，实验室的准确性，确保结果同行评审的流程及与患者的及时沟通。研究表明，患者的诊断可及性在全球范围内差异很大，这与患者居住的地区及社会经济背景密切相关[2]。如果我们不投入资源，推动更多人平等地获得这些关键设施，医疗保健差距将进一步扩大，尤其是在偏远地区、健康素养较低的群体及由于工作原因

无法请假去做检查的人群。此外，提升公众对早期诊断的认识，并提供充分的诊断检测机会，是全球控制和减少乳腺癌负担的关键因素[2]。

我们的重点是帮助更多患者穿越复杂的行政程序，提高从诊断到治疗的速度。某些乳腺癌诊断（如三阴性乳腺癌），要求在辅助治疗（手术后）或新辅助治疗（手术前）阶段及时接受全身化疗，以确保最佳的临床结果。若治疗延迟几周，将可能增加患者的死亡风险[1,2]。同样，手术后的乳腺放疗也至关重要，延迟几周也会增加死亡风险，尤其是三阴性乳腺癌患者[1,2]。

乳腺癌的早期发现非常关键，但前提是患者能及时接受适当的治疗、手术、化疗和放疗。特别是在低收入国家和医疗服务不足的人群中，任何延迟接受手术、放疗和全身治疗，都会显著影响临床结果[3,4]。同样，晚期乳腺癌患者应能及时获得姑息治疗干预。全球范围内所有癌症患者都应该接受支持性和整合性肿瘤学项目。这类项目提供的全方位癌症护理，不仅有助于提高生活质量、减少治疗不良反应、改善身体和心理健康（包括术前康复、治疗期间和治疗后的康复），还可以改善患者的生存结果[5,6]。全球范围内，支持性和整合性肿瘤学项目的可及性差异巨大，这需要与标准肿瘤治疗（如手术、化疗、放疗）一起得到关注。如今，全球乳腺癌幸存者数量比以往任何时候都多，但他们往往还需要应对癌症治疗带来的后遗症，如更年期、无精子症、神经病变、疲劳、脱发、淋巴水肿和性健康等问题。我们需要一种整合的癌症护理模式，贯穿诊断治疗、存活和与癌症共存的全过程[5,6]。

最后，投入公共卫生项目，特别是在预防、生活方式改变、健康促进和女性健康方面，对于预防乳腺癌、改善乳腺癌结果、减少死亡率并缩小高收入国家与低收入国家之间的乳腺癌预后的差距至关重要[1,4]。现有证据表明，投资女性健康不仅能改善女性和儿童的健康福祉，也能提高社会的整体健康水平。减少全球乳腺癌负担将带来更高的工作生产力、更健康的年轻人口和整体医疗水平的提升[1,4]。

三、总结

乳腺癌是一种复杂的疾病，是全球面临的重大挑战。不同卫生系统之间存在巨大的护理差距，是时候让公民、政府和临床医生共同努力，制订综合协调的项目来进行预防、筛查、及时治疗和支持性肿瘤学护理。这应该是多方利益相关者的干预，旨在减少高质量乳腺癌护理的不平等。已有证据表明，全面应对乳腺癌并投资女性健康，可以减少全球乳腺癌负担，改善全球人口的健康水平。适当的资源分配至关重要，因为即使在同一国家的不同地区之间，也存在医疗差距，而不仅仅是国家与国家之间的差距[5]。

参考文献

[1] The Global Breast Cancer Initiative. A strategic collaboration to strengthen health care for non-communicable diseases. Lancet Oncol. 2021;22:7. https://doi.org/10.1016/S1470-2045(21)00071-1.

[2] Unger-Saldana K. Challenges to the early diagnosis and treatment of breast cancer in developing countries. World J Clin Oncol. 2014;5(3):465-77.

[3] Richards MA, Westcombe AM, Love SB, et al. Influence of delay on survival in patients with breast cancer: a systematic review. Lancet. 1999;353:1119-26.

[4] Barrios CH. Global challenges in breast cancer detection and treatment. Breast. 2022;62:S3-6.

[5] Bustein HJ. Unmet challenges in systemic therapy for early-stage breast cancer. Breast. 2022;62:S67-9.

[6] Wesa K, Gubili J, Cassileth B. Integrative oncology: complementary therapies for cancer survivors. Hematol Oncol Clin North Am. 2022;22(2):343-53.

第4章 整合肿瘤学的基础建立
Integrative Oncology Matters: Building the Foundations

杨玮丽 李 强 **译** 吴伟主 **校**

一、建立基础

整合肿瘤学为患者和医疗专业人员提供了掌控和赋能感。在癌症诊断的恐惧和无力感中，早期讨论整合护理为患者提供了一种控制生活方式的应对方法，帮助他们支持医学治疗，培养恢复力，而不是"回家休息"的无助应对方式。在医学治疗范式中，诊断可能感觉像是一个去人性化且沉重的标签，而整合肿瘤学方法关注的是患者，而不仅仅是他们的癌症，旨在满足患者及其亲人的广泛需求。

整合肿瘤学为医疗专业人员提供了一个可扩展的工具包，通过生活方式支持癌症预防，并解决更广泛的风险因素，包括管理环境暴露等。整合肿瘤学方法涵盖了整个癌症护理连续体，从改善治疗耐受性和恢复的康复治疗，到治疗过程中不良反应的管理，再到改善临床结果的机会，支持治疗后的恢复及复发风险的管理。无论是作为慢性病与癌症共存的生活质量管理，还是临终关怀，整合肿瘤学均为我们提供了优化转移性疾病患者护理的选择。

在治疗前、治疗中和治疗后的整合支持通常围绕生活方式的六大支柱展开，包括营养、身体活动、睡眠、压力管理、社交连接及避免有害物质的摄入[1]。实际上，基于这种方法的新兴乳腺癌生存计划包括美国的"铺路健康之路"乳腺癌生存者计划[2]。我们不会进一步讨论戒烟和减少酒精摄入，因为这些通常是在常规医学教育中涵盖的领域，但应注意，适当地对这些领域进行敏感探索对个体至关重要。许多女性往往不知道常规饮酒与乳腺癌风险之间的关系，即便是简短的机会性干预也能产生影响[3-5]。

作为整合肿瘤学工具包的一部分，辅助疗法可以整合到特定领域，如睡眠支持和压力管理，也可以使用不同的治疗手段来针对当前的癌症或治疗相关症状及更广泛的患者需求。需要特别注意的是，整合肿瘤学的介入旨在积极主动，而不是仅仅响应当前的情况。因此，预测在医学治疗计划的不同阶段变化的需求，以及可能的不良反应和长期并发症（如芳香化酶抑制药引起的骨密度丧失或心血管疾病风险增加），是至关重要的。就像国际象棋大师一样，我们必须提前思考，力求优化和预见。

在活跃治疗期间，评估和管理营养状况、身体活动、睡眠和心理困扰对于提高生活质量至关重要，并且在某些方面，通过改善治疗耐受性、缓解症状、改善生理生物标志物（如炎症或代谢健康）或潜在治疗协同作用，也有助于获得更好的临床结果[6-11]。此外，治疗后乳腺癌幸存者的营养、身体活动、睡眠和心理情绪健康的优化同样可以显著提高生活质量[12-14]。此外，营养和运动计划有助于支持代谢健康、体重管理，并减少慢性低度炎症[15-19]，有氧运动和抗阻训练的结合可以降低长期并发症的风险，包括心血管疾病和骨质疏松[20-22]。研究表明，乳腺癌诊断后定期运动可减少约 40% 的复发风险[23, 24]，并改善生存率[6, 25]，而且越来越多的证据表明，较高的饮食质量和抗炎营养方法对乳腺癌生存具有积极影响[7, 8, 26, 27]。

适当使用循证的辅助医学干预，并结合实施生活方式医学干预，对于缓解不良反应、改善治疗耐受性有显著好处[14, 28]。例如，针灸可能改善乳腺癌治疗相关症状，如疼痛、疲劳、潮热、睡眠障碍和焦虑[28-30]，而基于瑜伽的干预可以减少疲劳、抑郁和焦虑，改善睡眠障碍和生活质量[31-34]。关于在特定环境中使用辅助疗法的更多信息，可以参考最新的相关 SIO 指南[28, 34, 35]。需要特别注意的是，结构化的需求评估后，个性化的多模式干预计划在临床实践中往往要比单一支持模式提供更多的益处。

由于医疗系统资源有限，整合肿瘤学的多学科项目可能会考虑群体干预。这些干预可能包括支持生活方式改变的健康辅导，指导基于最新证据和资质齐全的营养和生活方式医学专家的建议，癌症运动治疗、瑜伽或瑜伽治疗及正念干预，以支持患者在治疗过程中作为起点，适当增加一对一护理，结合其他疗法，如针灸、反射疗法和肿瘤按摩（在可能的情况下）。理想情况下，这些项目应由整合肿瘤学专家协调和支持，专家还可以提供群体咨询，一对一转诊则针对资源有限环境中的挑战性和严重病例。数字健康支持工具，如免费的 Oncio 应用程序，提供整合肿瘤学信息和资源（oncio.org），也可能提供补充当前医疗护理的方式，尤其在资源投资有限的情况下。整合肿瘤学为患者和医务人员提供了赋权感和自我掌控感。在癌症诊断的震惊和无力的时刻，早期讨论整合治疗为患者提供了一种掌控能支持他们医学治疗的生活方式的应对方法，从而促进恢复力，而不是"回家休息"的无助式反应。在医学治疗范式中，诊断往往会让人感觉像一个非人格化的沉重标签，而整合肿瘤学的方法则看到的是患者，而不仅仅是他们的癌症，旨在解决他们广泛的需求，站在他们和家人的立场上来为他们提供帮助。

二、融合乳腺癌护理中的营养

有关乳腺癌护理中营养方法的证据的广度和深度超出了本书的范围，这需要专门的出版物来讨论。然而，本书作为介绍，重要的是涵盖一些关键原则和考虑因素。

欧洲临床营养与代谢学会（European Society for Clinical Nutrition and Metabolism，ESPEN）指南鼓励在癌症治疗的早期筛查所有患者的营养风险，无论其体重指数和既往体重如何[36]，但遗憾的是，在英国的临床实践中这一点很少得到实施。根据该指南，营养相关的评估实践应扩展到包括食欲减退、身体组成、炎症生物标志物、静息能量消耗和身体功能等指标的测量，并使用多模式营养干预措施，制订个性化计划，包括旨在增加营养摄入、减轻炎症和高代谢压力、增加身体活动的护理[36]。营养师在医院环境中的多学科团队中发挥着关键作用，他们的专业意见对于多病共存患者和有肾脏或肝脏疾病的患者至关重要。在英国，对于乳腺癌门诊患者和生存者，具有癌症支持额外培训的英国营养与生活方式医学协会（British Association for Nutrition and Lifestyle Medicine，BANT）注册营养治疗师（registered nutritional therapy practitioner，RNTP）也可以与医疗团队合作，提供持续的营养护理。通过健康指导参与也可以支持遵守营养和生活方式干预[37, 38]，健康指导可以由经过专业认证的专业人员提供，或者作为营养与相关卫生保健专业人员培训的一部分。

随机对照试验（randomised controlled trial，RCT）模型中，研究营养难度较大，现实世界中的实用数据可能更适用于临床设置。乳腺癌护理中营养的主要证据来自观察性数据，显示符合 WCRF 指南的高植物营养素、植物为主的全食物饮食对乳腺癌患者有益，这些数据主要基于前瞻性队列研究，RCT 的高质量证据较为有限。一般来说，一种健康的饮食模式以高摄入全谷物、蔬菜、水果、坚果和橄榄油为特点，富含植物营养素和抗氧化维生素，并且饱和脂肪酸和红肉的摄入较低，减少高加工食品的摄入，可能有助于提高乳腺癌诊断后的整体生存率[39-41]。研究表明，在乳腺癌治疗期间，按照上述提供的营养建议、不同来源的充足蛋白质摄入及某些营养素［如 ω-3 脂肪酸 EPA 和（或）DHA］的补充，可能有助于限制肌肉减少性肥胖和药物引起的不良反应，并可能改善某些化疗药物的治疗效果[39, 42, 43]。一项最近的 RCT（n=173）比较了常规护理与由肿瘤认证的注册营养师提供的居家锻炼和营养干预，结果表明，主动干预与 ER^+ $HER2^-$ 和 TNBC 患者在接受新辅助化疗时改善病理完全缓解（pathological complete response，pCR）有关[44]。需要注意的是，任何广泛的营养指南应转化为个体化建议，针对个体的需求、偏好和治疗阶段情况进行定制，并没有"放之四海而皆准"的解决方案。

关于大豆食品的担忧现已被全面否定，当前的研究不建议限制正常的饮食摄入。事实上，定期食用天然大豆食品及其构成的异黄酮可能为乳腺癌患者提供生存益处[45, 46]，尽管其影响可能取决于肠道微生物群将大豆植物雌激素转化为活性化合物（如 S-equol）的能力[47]。特别是发酵大豆制品可能与改善无病生存和整体乳腺癌生存相关，但仍需更多的干预性证据[48]。关于乳制品的证据常常存在矛盾，因为缺乏有关所用产品类型的细分，如含糖 / 无糖、发酵 / 非发酵、高脂肪 / 低脂肪，以及与特定乳腺癌亚型的关系。然而，最近的证据表明，整体发酵乳制品（如酸奶）而非加工产品，可能与乳腺癌风险降低或无风险相关，可能是由于其对激素受体阴性乳腺癌的影响[49-51]。关于高脂肪乳制品与乳腺癌风险和死亡率增加的关系应保持一定的警惕[50, 52, 53]，并且可能考虑限制摄入牛奶，特别是与激素受体阳性（HR⁺）乳腺癌风险增加和潜在提升 IGF-1 水平的关联[49, 54]（框 4-1）。

框 4-1　实用营养基础，作为制订乳腺癌支持个性化营养建议的起点

- 以抗炎全食物为基础的高纤维饮食，每天摄入 7～10 份蔬菜和 1～2 份低糖水果，如浆果，并且尽量食用整个水果而非果汁[26, 39, 42, 46, 55, 56]。
  - 整体饮食模式可遵循地中海饮食或其他文化适宜的饮食，符合健康生活方式指数（healthy lifestyle index，HLI）及世界癌症研究基金会（World Cancer Research Fund，WCRF）/ 美国癌症研究所（American Institute for Cancer Research，AICR）的建议。
  - 强调水果和蔬菜的多彩搭配，以获取多种植物营养素，如类黄酮，同时包括十字花科和葱科蔬菜、蘑菇、浆果及各种草药和香料[42, 57-61]。
  - 谷物应选择全谷物，黄豆应尽量以天然未经加工或发酵的豆制品，如味噌、丹贝、豆腐等食用[46]。
- 健康脂肪平衡，主要脂肪来源应集中于特级初榨橄榄油（extra virgin olive oil，EVOO）[62]，搭配富含 ω-3 脂肪酸的野生小型油性鱼类和磨碎或浸泡的亚麻籽[58, 63, 64]，新鲜生食坚果和种子[65]，以及鳄梨 / 鳄梨油作为次要脂肪；限制饱和脂肪；避免反式脂肪，减少或避免加工 / 精炼油[66]。
- 进行 13h 以上的隔夜禁食，前提是没有快速体重下降且不属于体重过轻，或根据临床医生判断适当的其他禁食方案[67, 68]。
- 充足的水分摄取，建议饮用干净的过滤水，并根据个人口味加入绿茶和（或）抹茶[58, 69]。
- 限制红肉摄入，每周不超过 2 次，完全避免加工肉制品[39, 70]。
- 限制高脂奶制品的摄入，优选发酵的无糖奶制品，如开菲尔酸奶、酸奶[52]。
- 减少 / 避免酒精摄入，并最小化或理想情况下避免高度加工和含糖食品及饮料[27, 71, 72]。

以上建议是基于对乳腺癌结局、二级预防、症状和生活质量的影响、支持治疗对肠道微生物平衡的作用，并对重要生理参数（如炎症、胰岛素抵抗）的益处进行整理，这些参数在癌症和长期治疗并发症（如心血管疾病风险）中起着重要作用。任何一般性的指南应根据个体的需求、偏好及治疗阶段 / 计划进行调整，并应提供文化敏感的框架。提供实用资源，如食谱和膳食计划，以及健康指导，可以提高患者遵循建议和长期采纳营养变化的程度。

三、乳腺癌治疗前、治疗中和治疗后的身体活动

英国首席医学官的指南及世界卫生组织（World Health Organization，WHO）2020 年关于身体活动和久坐行为的指南为与乳腺癌患者讨论身体活动 / 运动提供了宝贵的起点，以下是一些关键要点[73]。

• 成人每周应进行至少 2 天的力量训练活动，涉及主要肌群。

• 每周，成人应累计至少 150min（2.5h）的中等强度活动（如快走或骑车），或者有 75min 的高强度活动（如跑步），或者更短时间的非常高强度活动（如冲刺或爬楼梯），或者有中等、高强度和非常高强度活动的组合。

• 成人应尽量减少久坐时间，并在身体可能的情况下，用至少轻度的身体活动打破长时间的静态。

在临床实践中，我们常常将身体活动比作一个三脚凳（有氧运动、抗阻力训练和柔韧性训练），而当我们变老时，我们需要增加一个平衡训练的第四条腿。这有助于患者理解各种活动的必要性，它们有不同的互补益处，而这一点往往是公众，特别是老年群体难以理解的[74]。

最终，"回家休息"虽然出于善意，但在乳腺癌护理中并不是一个基于证据的建议，也并不会对乳腺癌患者有帮助。一项 2019 年的系统评价基于 18 个系统评价和 Meta 分析，发现较多的身体活动与乳腺癌、结直肠癌或前列腺癌患者的全因死亡率和癌症特异性死亡率之间存在中等关联[75]。饮食、运动、生活方式与癌症预后（Diet，Exercise，Lifestyle and Cancer Prognosis，DELCaP）研究表明，1340 例乳腺癌患者中，诊断前和诊断后 1 年内符合身体活动指南的个体，在复发风险（HR=0.59）和死亡率（HR=0.51）方面经历了统计学上显著的降低，并且在 2 年随访时，复发风险（HR=0.45）和死亡率（HR=0.32，95%CI 0.19～0.52）之间的关联更为显著[6]。除了这些广泛的益处外，运动也是癌症及治疗相关疲劳最有效的干预措施之一[11, 76, 77]，这种疲劳是乳腺癌患者常见且往往持续的挑战。

需要注意的是，晚期癌症并不是运动的禁忌证。例如，基础上每天至少参与 1h 身体活动的晚期乳腺癌患者，相较于每天运动少于 1h 的患者，其生存概

率更高[78]。在复杂病例中，个性化指导尤为重要，如骨转移、多病共存或运动能力差的患者。转诊至物理治疗和癌症运动专家，对于安全有效地帮助患者运动起着关键作用，在国际指南的支持下［如国际骨转移运动工作组（International Bone Metastases Exercise Working Group，IBMEWG）最近发布的关于骨转移患者运动的指南］[79]。

四、为什么睡眠很重要

乳腺癌患者在诊断后、治疗过程中，睡眠常常受到显著干扰，这可能是心理压力的后果，或者是治疗的不良反应，特别是对于 ER+ 乳腺癌患者而言，长期内分泌治疗（endocrine therapy，ET）可能影响睡眠[80]。睡眠中断显著影响乳腺癌患者的生活质量，并可能与术后急性和慢性疼痛增加相关[81,82]，同时也可能影响许多生理参数，包括炎症和代谢综合征等[83,84]。在治疗过程中，合理使用药物，例如，在需要时减少和定期审查类固醇剂量，并考虑使用褪黑素代替 Z 药物（如唑吡坦和氯硝西泮）可能是明智的。除了支持睡眠外，褪黑素还有多重生理作用，包括神经免疫调节作用、对细胞凋亡、增殖、炎症和血管生成的影响，可能缓解化疗相关认知障碍（chemotherapy-related cognitive impairment，CRCI），并且在长期将其剂量调高至 18～20mg 时，可能与他莫昔芬协同作用[85-90]。需要注意的是，褪黑素在许多国家可以非处方方式购买，但在英国是处方药（prescription only medicine，POM），应在医生指导下使用。

此外，认知行为疗法（cognitive behavioural therapy for insomnia，CBT-I）对于失眠（如使用 Sleepio 应用程序）、正念干预、气功 / 太极、针灸和瑜伽目前在改善睡眠方面有最多的证据，SIO 指南推荐进行温和瑜伽[28,91-97]。穴位按压、按摩和反射疗法正在积极研究中，临床影响的深入评估仍有待观察。

五、乳腺癌护理过程中的心理情感支持

压力管理和社会联系是生活方式医学的两大支柱，应该始终在整体护理咨询（IO 咨询）中进行探讨。提供心理肿瘤学支持并结合其他 IO 治疗方法，尤其在心理肿瘤学的等待名单影响患者获取支持的情况下，能为乳腺癌患者提

供有效的支持，帮助他们在治疗期间及治疗后找到适合自己的心理情感健康
工具包。

正念干预（mindfulness-based intervention，MBI）在乳腺癌支持中的证据基础强大，相关的项目包括正念艺术治疗（mindfulness-based art therapy，MBAT）、正念压力减轻（mindfulness-based stress reduction，MBSR）、正念认知疗法（mindfulness-based cognitive therapy，MBCT）和癌症特定的程序，这些使得正念干预在最近的 SIO-ASCO 指南中占有一席之地，旨在管理癌症患者的焦虑和抑郁症状[34]。多项 Meta 分析表明，正念干预能够降低焦虑、抑郁、疲劳和压力，提升生活质量并促进创伤后成长[98, 99]，因此应优先在乳腺癌护理环境中实施这些项目的可及性。

此外，许多身心疗法对管理痛苦、焦虑和抑郁有显著的益处，其风险效益比通常优于抗抑郁药物，并且有潜力与药物联合使用。例如，2017 年一项 Cochrane 评论指出，中等质量的证据支持瑜伽作为一种辅助干预，能提高与医疗相关的生活质量（healthcare-related quality of life，HRQoL）、减轻疲劳和睡眠障碍，并且在与无治疗组比较时，瑜伽能有效减轻抑郁、焦虑和疲劳，相较于心理社会 / 教育干预也显示出更好的效果[92]。2023 年 SIO-ASCO 关于管理焦虑和抑郁症状的指南算法（图 4–1 和图 4–2）为肿瘤学临床医生和 IO 团队提供了实用的工具包。

除了焦虑和抑郁，所有医疗专业人员都应关注创伤后应激障碍（post-traumatic syndrome，PTSD）的筛查。PTSD 可能表现为显性的侵入性记忆、回避行为、思维和情绪的负面变化及激活症状，或者更隐性的表现为解离症状，模仿化疗相关认知障碍（"化疗大脑"）。一旦诊断出 PTSD，应转诊至心理肿瘤学护理，并采取针对创伤的治疗方法，而不是通用的管理方式。癌症患者中 PTSD 的发生率往往比人们认知的更为普遍[100]。即便创伤被诊断出来，治疗效果往往不佳。研究表明，超过 1/3 的癌症治疗过程中经历 PTSD 的患者，在治疗结束 4 年以上后仍然存在症状[101]，这凸显了及时获得专业支持的重要性。

抑郁症状整合疗法算法

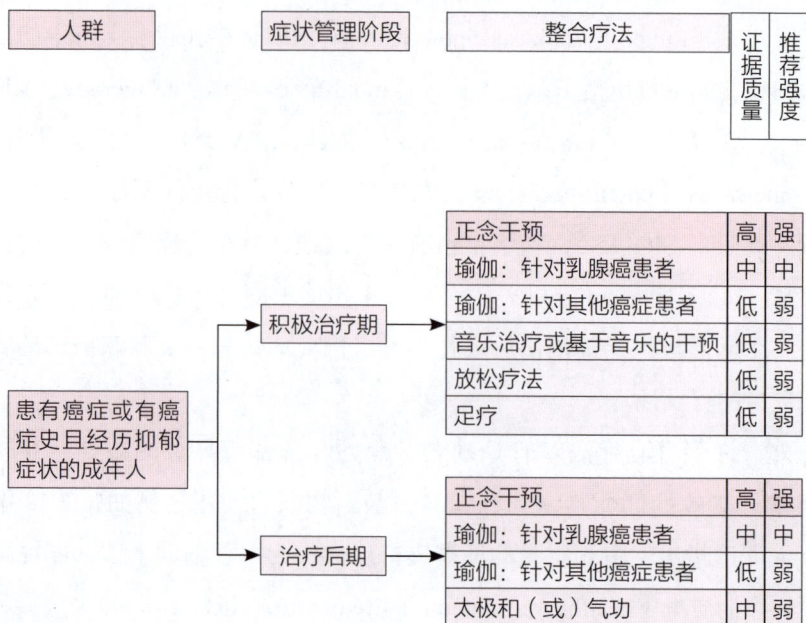

人群	症状管理阶段	整合疗法	证据质量	推荐强度

积极治疗期

整合疗法	证据质量	推荐强度
正念干预	高	强
瑜伽：针对乳腺癌患者	中	中
瑜伽：针对其他癌症患者	低	弱
音乐治疗或基于音乐的干预	低	弱
放松疗法	低	弱
足疗	低	弱

患有癌症或有癌症史且经历抑郁症状的成年人

治疗后期

整合疗法	证据质量	推荐强度
正念干预	高	强
瑜伽：针对乳腺癌患者	中	中
瑜伽：针对其他癌症患者	低	弱
太极和（或）气功	中	弱

▲ 图 4-1 来自"成人癌症患者焦虑和抑郁症状的整合肿瘤学护理：SIO-ASCO 指南"[34] 的抑郁症状整合疗法算法

证据质量和推荐强度的定义可以在指南发布中找到，可通过 asco.org/survivorship-guidelines 获取

本算法来自于"癌症成人焦虑与抑郁症状的整合肿瘤学护理：SIO-ASCO 指南"中的建议。此工具基于 SIO-ASCO 指南，旨在辅助但不替代治疗医生的独立专业判断。实践指南不考虑患者个体差异。此工具并不建议任何特定的医疗治疗方案。使用该指南及工具是自愿的

六、将辅助疗法和天然产品安全地融入乳腺癌护理中

与常规治疗一样，使用辅助疗法时也需要根据个体情况评估其风险与收益。许多辅助疗法在经过有资质的从业者进行适当培训并拥有癌症支持治疗经验、保险和专业机构注册的情况下非常安全。

乳腺癌患者在治疗期间及之后经常使用天然产品，这些天然产品作为一个

焦虑症状整合疗法算法

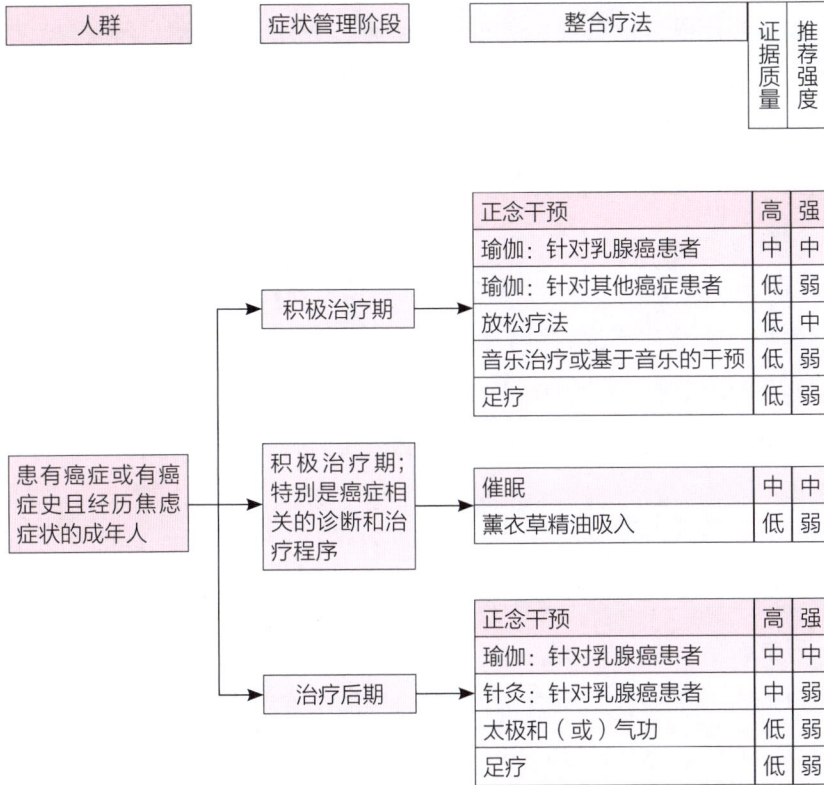

人群	症状管理阶段	整合疗法	证据质量	推荐强度

		正念干预	高	强
		瑜伽：针对乳腺癌患者	中	中
	积极治疗期	瑜伽：针对其他癌症患者	低	弱
		放松疗法	低	中
		音乐治疗或基于音乐的干预	低	弱
		足疗	低	弱
患有癌症或有癌症史且经历焦虑症状的成年人	积极治疗期；特别是癌症相关的诊断和治疗程序	催眠	中	中
		薰衣草精油吸入	低	弱
		正念干预	高	强
	治疗后期	瑜伽：针对乳腺癌患者	中	中
		针灸：针对乳腺癌患者	中	弱
		太极和（或）气功	低	弱
		足疗	低	弱

▲ 图 4-2 来自"成人癌症患者焦虑和抑郁症状的整合肿瘤学护理：SIO-ASCO 指南"[34] 的焦虑症状整合疗法算法

证据质量和推荐强度的定义可以在指南发布中找到，可通过 asco.org/survivorship-guidelines 获取

本算法来自于"癌症成人焦虑与抑郁症状的整合肿瘤学护理：SIO-ASCO 指南"中的建议。此工具基于 SIO-ASCO 指南，旨在辅助但不替代治疗医生的独立专业判断。实践指南不考虑患者个体差异。此工具并不建议任何特定的医疗治疗方案。使用该指南及工具是自愿的

广义的术语，涵盖了多种类别，其中营养补充剂和草药是最常用的两类。检查补充剂和草药与使用的所有药物的相互作用，以及使用中的禁忌和注意事项是至关重要的，所有天然产品的使用应具有明确的目的。然而，在所有情况下都限制使用天然产品并没有太大帮助，特别是在我们通常使用多药联合治疗的癌症患者中，这些治疗有更多的不良反应，并且完全遵守普遍的禁用建议往往效果不佳，导致隐藏的风险。临床上使用了多种交互作用检查工具，实际上，天然药物数据库与 PubMed 的结合是常见的组合，后者的搜索结果提供了比数据库中更新的信息。

多国研究表明，多达 50%～80% 的乳腺癌患者有兴趣或正在使用辅助疗法，然而肿瘤科医生往往严重低估了辅助疗法的使用[102-105]。在常规护理中，如果不提供整合肿瘤学的建议，或者对其进行开放讨论，患者可能会受到更大风险，他们可能会在互联网上或社交媒体上找到未受监管、偏颇的低质量信息。作为临床医生，我们有责任提供安全有效的护理，以满足患者的需求和治疗目标。通过专业组织，如 SIO 和 BSIO，增强对整合肿瘤学方法的意识和教育，并建立专家转诊网络，从综合医学专家到营养、生活方式及辅助医学专业人员，是乳腺癌护理中综合、协作和以患者为中心的重要组成部分。

2017 年 SIO 关于乳腺癌护理中的整合肿瘤学方法指南为临床医生提供了良好的起点，此外，还有最近的 SIO-ASCO 联合指南[28, 34, 35]。然而，需要注意的是，某些辅助疗法或天然产品如果未出现在当前的指南中，并不意味着它在整合肿瘤学护理中没有作用或效果。这往往仅表明该领域缺乏多项 RCT 研究，这通常是由于资金不足。在适当的情况下，临床医生也可以合理地选择使用现有的单项 RCT 或非 RCT 证据来支持特定干预，并结合其临床经验，在与患者讨论证据的局限性时，监控临床效果。

七、制订个性化的整合肿瘤学计划

那么，在面对众多选择时，我们应该如何开始制订个性化整合肿瘤学计划呢？基本的整合肿瘤学评估通常包括以下内容。

• 标准的病史（乳腺癌的诊断和治疗史、既往病史、药物和过敏史、家族史和社会史，包括高风险物质使用），并清楚了解医疗治疗计划（包括过去、现在及未来可能的治疗）。

- 目前症状的回顾及对生活质量的影响，包括讨论综合护理的目标。
- 生活方式评估：营养、身体活动、睡眠和心理情绪健康（包括压力管理和社交联系）。
- 当前使用的和期望使用的补充和整合医学（complementary and integrative medicine，CIM）回顾及不同疗法的合理性评估，同时评估天然产品与当前药物的相互作用。

除了以上内容，综合医学专家通常还会回顾关键生理参数、测试结果和影像学检查，并根据需要进行进一步的检测，以便个性化护理规划（图4-3）。

根据上述评估和共同制订的综合护理目标，以及已知和预期的治疗挑战，整合肿瘤学医生和护理团队可以基于营养和生活方式建议、天然产品、心理情绪支持及其他适当的 CIM 疗法，制订一个有针对性、合理的计划。与药物指征

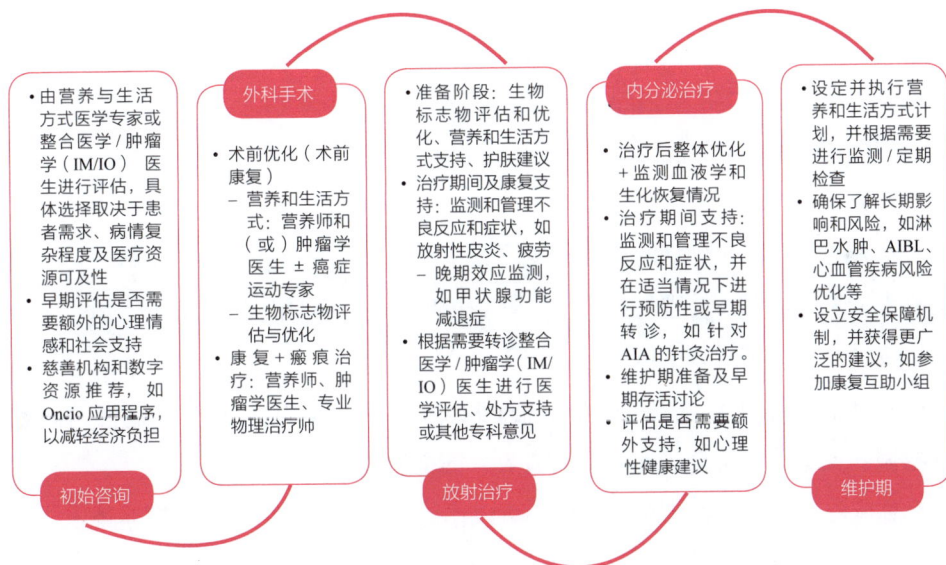

▲ 图 4-3 早期 ER⁺ 乳腺癌的整合肿瘤学护理路径示例（不需要新辅助化疗）（Dr Nina Fuller-Shavel，Synthesis Clinic）
在任何阶段都会进行动态调整，如出现比预期更广泛的淋巴结受累则需要化疗、涉及生育问题的转诊、治疗并发症需要额外的干预和评估、出现新的创伤相关症状

类似，每项干预都应具有明确的使用依据，并通过最佳可用的研究证据、临床经验和患者的价值观与偏好加以支持。应尽可能地使用患者报告结果 / 结局量表（patient-reported outcome measures，PRO/PROM）与临床回顾一起评估整合肿瘤学计划的效果，并根据需要调整其内容。

八、变化是唯一的不变：动态护理规划

正如我们所知，患者的需求和护理计划是不断变化的，变化的驱动力可能来源于癌症本身，或者来源于更广泛的患者生态系统，如人际关系、工作、照护责任等。症状和生活质量、生物标志物、一般体能、心理情绪健康、支持需求和人类生态因素经常处于不断变化之中。护理过渡带来了新的挑战，如从手术到化疗或放疗、开始免疫疗法或靶向治疗、从积极治疗过渡到仅支持护理。个性化、主动的护理方法对于在不良反应或其他挑战出现时迅速应对至关重要。

除了根据上述变化调整整体的整合肿瘤学计划外，护理团队还需要考虑以下方面。

- 是否需要更频繁 / 更强烈或不同的支持。
- 内部 / 外部转诊，包括常规专科和 CIM 疗法。
- 预算和护理的可及性。
- 实施整合肿瘤学计划的能力和意愿，以及此过程中可能获得的支持。
- 为未来做规划：处理不确定性，规划护理变化，如临床试验。
  支持有效动态规划的因素包括以下方面。
- 共享电子健康记录（electronic healthcare record，EHR）并获得适当的同意和权限，或者其他符合当地法规的有效、安全的数据共享选项。
- 临床协调员或患者导航员，他们可以作为有用的联系枢纽和预警系统。
- 每周整合肿瘤学多学科团队（multidisciplinary team，MDT）会议，以便在会议之间进行非正式的沟通和更新，确保能够迅速调整护理方案，并获得全团队的反馈。
- 团队文化应该是主动、个性化的管理和结局监测。

九、患者视角

来自全球的许多调查显示，越来越多的乳腺癌患者在治疗期间及之后参与辅助疗法护理[105-107]。然而，不同种族和社会经济地位（socioeconomic status，SES）群体对辅助疗法的信息和获取途径并不平等，解决多样性、公平性和包容性是整合肿瘤学护理的关键。

在英国，整合肿瘤学的可获得性较低，本地数据较为稀缺，但在我们公共卫生系统的背景下仍然重要。例如，2021 年 SIO 会议上展示的一项小规模乳腺癌患者参与整合肿瘤学计划的横断面调查结果显示以下结论（框 4-2）。

• 尽管 58% 的女性在确诊前从未接触过 CIM，但 100% 的女性表示其乳腺癌整合肿瘤学支持质量很高或极高，并且 100% 的女性认为这在整体护理中非常重要或极其重要。仅有 25% 的女性认为 NHS 常规护理满足了她们的健康需求，67% 的女性认为常规护理团队不了解整合肿瘤学的方法。

• 乳腺癌患者在常规护理中最常缺乏的是营养和复发风险管理建议（92%）、生活方式建议和个性化护理（83%），以及心理和情绪健康支持（75%）。

社区利益公司（Oncio CIC）对 198 例患有不同类型癌症的患者及其照护者进行的进一步调查确认了额外的护理需求，这些需求可以通过整合肿瘤学方法得到解决[108]。几乎 100% 的受访者表示，他们希望在癌症治疗过程中获得更多支持，最常见的支持需求包括营养（73%）、心理和情绪健康支持（71%）、补充剂使用（69%）和辅助疗法（65%）。

框 4-2　基于英国诊所调查的乳腺癌患者为何认为整合肿瘤学重要的患者声音

"（这种方法）把我当作一个整体来看待和治疗……花时间真正理解我的整体状况，我非常感激，这真的帮了我很多。"

"恢复过程中真正的合作感，采用更全面的方法——细致、衡量并基于证据。"

"个性化的关怀方法，真正赋予我照顾自己健康的能力，同时得到支持。"

"我所接受的整合治疗让我能够继续进行化疗，而化疗以前对我造成了灾难性的影响，几乎无法忍受。现在我有了更多的精力，感觉大部分时间都很好，能够再次外出活动。"

尽管在英国需要更多针对不同种族和社会经济地位背景的研究，同时需要实施研究来明确量化整合肿瘤学对乳腺癌患者的实际影响，但新兴的证据和患者声音表明，整合肿瘤学对患者至关重要，这一方法需要积极投资和进一步探索。

参考文献

[1] Pathak N, Pollard KJ, McKinney A. Lifestyle medicine interventions for personal and planetary health: the urgent need for action. Am J Lifestyle Med. 2022;16(5):589-93. https://doi.org/10.1177/15598276221090887.

[2] Comander A, Frates B, Tollefson M. PAVING the path to wellness for breast cancer survivors: lifestyle medicine education and group interventions. Am J Lifestyle Med. 2021;15(3):242-8. https://doi.org/10.1177/1559827620986066.

[3] Poorolajal J, Heidarimoghis F, Karami M, Cheraghi Z, Gohari-Ensaf F, Shahbazi F, et al. Factors for the primary prevention of breast cancer: a meta-analysis of prospective cohort studies. J Res Health Sci. 2021;21(3):e00520. https://doi.org/10.34172/jrhs.2021.57.

[4] Chambers SE, Copson ER, Dutey-Magni PF, Priest C, Anderson AS, Sinclair JMA. Alcohol use and breast cancer risk: a qualitative study of women's perspectives to inform the development of a preventative intervention in breast clinics. Eur J Cancer Care (Engl). 2019;28(4):e13075. https://doi.org/10.1111/ecc.13075.

[5] Grigg J, Manning V, Lockie D, Giles M, Bell RJ, Stragalinos P, et al. A brief intervention for improving alcohol literacy and reducing harmful alcohol use by women attending a breast screening service: a randomised controlled trial. Med J Aust. 2023;218(11):511-9. https://doi.org/10.5694/mja2.51991.

[6] Cannioto RA, Hutson A, Dighe S, McCann W, McCann SE, Zirpoli GR, et al. Physical activity before, during, and after chemotherapy for high-risk breast cancer: relationships with survival. J Natl Cancer Inst. 2021;113(1):54-63. https://doi.org/10.1093/jnci/djaa046.

[7] Chlebowski RT, Aragaki AK, Anderson GL, Pan K, Neuhouser ML, Manson JE, et al. Dietary modification and breast cancer mortality: long-term follow-up of the Women's Health Initiative randomized trial. J Clin Oncol. 2020;38(13):1419-28. https://doi.org/10.1200/jco.19.00435.

[8] Castro-Espin C, Agudo A. The role of diet in prognosis among cancer survivors: a systematic review and meta-analysis of dietary patterns and diet interventions. Nutrients. 2022;14(2):348. https://doi.org/10.3390/nu14020348.

[9] Dinapoli L, Colloca G, Di Capua B, Valentini V. Psychological aspects to consider in breast cancer diagnosis and treatment. Curr Oncol Rep. 2021;23(3):38. https://doi.org/10.1007/s11912-021-01049-3.

[10] García-Chico C, López-Ortiz S, Peñín-Grandes S, Pinto-Fraga J, Valenzuela PL, Emanuele E, et al. Physical exercise and the hallmarks of breast cancer: a narrative review. Cancers (Basel).

2023;15(1):324. https://doi.org/10.3390/cancers15010324.

[11] Medeiros Torres D, Jorge Koifman R, da Silva SS. Impact on fatigue of different types of physical exercise during adjuvant chemotherapy and radiotherapy in breast cancer: systematic review and meta-analysis. Support Care Cancer. 2022;30(6):4651-62. https://doi.org/10.1007/s00520-022-06809-w.

[12] Paulo TRS, Rossi FE, Viezel J, Tosello GT, Seidinger SC, Simões RR, et al. The impact of an exercise program on quality of life in older breast cancer survivors undergoing aromatase inhibitor therapy: a randomized controlled trial. Health Qual Life Outcomes. 2019;17(1):17. https://doi.org/10.1186/s12955-019-1090-4.

[13] Montagnese C, Porciello G, Vitale S, Palumbo E, Crispo A, Grimaldi M, et al. Quality of life in women diagnosed with breast cancer after a 12-month treatment of lifestyle modifications. Nutrients. 2020;13(1):136. https://doi.org/10.3390/nu13010136.

[14] Olsson Möller U, Beck I, Rydén L, Malmström M. A comprehensive approach to rehabilitation interventions following breast cancer treatment—a systematic review of systematic reviews. BMC Cancer. 2019;19(1):472. https://doi.org/10.1186/s12885-019-5648-7.

[15] Lisevick A, Cartmel B, Harrigan M, Li F, Sanft T, Fogarasi M, et al. Effect of the lifestyle, exercise, and nutrition (LEAN) study on long-term weight loss maintenance in women with breast cancer. Nutrients. 2021;13(9):3265. https://doi.org/10.3390/nu13093265.

[16] Baguley BJ, Dalla Via J, Fraser SF, Daly RM, Kiss N. Effectiveness of combined nutrition and exercise interventions on body weight, lean mass, and fat mass in adults diagnosed with cancer: a systematic review and meta-analysis. Nutr Rev. 2023;81(6):625-46. https://doi.org/10.1093/nutrit/nuac079.

[17] Shaikh H, Bradhurst P, Ma LX, Tan SYC, Egger SJ, Vardy JL. Body weight management in overweight and obese breast cancer survivors. Cochrane Database Syst Rev. 2020;12(12):Cd012110. https://doi.org/10.1002/14651858.CD012110.pub2.

[18] Khosravi N, Stoner L, Farajivafa V, Hanson ED. Exercise training, circulating cytokine levels and immune function in cancer survivors: a meta-analysis. Brain Behav Immun. 2019;81:92-104. https://doi.org/10.1016/j.bbi.2019.08.187.

[19] Cava E, Marzullo P, Farinelli D, Gennari A, Saggia C, Riso S, et al. Breast cancer diet "BCD": a review of healthy dietary patterns to prevent breast cancer recurrence and reduce mortality. Nutrients. 2022;14(3):476. https://doi.org/10.3390/nu14030476.

[20] Abdel-Razeq H, Al-Rasheed U, Mashhadani N, Al-Ibraheem A, Abdel-Razeq R, Jaradeh SA, et al. The efficacy of a comprehensive bone health program in maintaining bone mineral density in postmenopausal women with early-stage breast cancer treated with endocrine therapy: real-world data. Ir J Med Sci. 2022;191(6):2511-5. https://doi.org/10.1007/s11845-021-02897-5.

[21] Lee K, Tripathy D, Demark-Wahnefried W, Courneya KS, Sami N, Bernstein L, et al. Effect of aerobic and resistance exercise intervention on cardiovascular disease risk in women with early-stage breast cancer: a randomized clinical trial. JAMA Oncol. 2019;5(5):710-4. https://doi.org/10.1001/jamaoncol.2019.0038.

[22] Kwan ML, Lo JC, Laurent CA, Roh JM, Tang L, Ambrosone CB, et al. A prospective study of lifestyle factors and bone health in breast cancer patients who received aromatase inhibitors in an

integrated healthcare setting. J Cancer Surviv. 2023;17(1):139-49. https://doi.org/10.1007/s11764-021-00993-0.

[23] Miyamoto T, Nagao A, Okumura N, Hosaka M. Effect of post-diagnosis physical activity on breast cancer recurrence: a systematic review and meta-analysis. Curr Oncol Rep. 2022;24(11):1645-59. https://doi.org/10.1007/s11912-022-01287-z.

[24] Akdeniz N, Kaplan MA, Küçüköner M, Urakçı Z, Laçin Ş, Ceylan EH, et al. The effect of exercise on disease-free survival and overall survival in patients with breast cancer. Ir J Med Sci. 2022;191(4):1587-97. https://doi.org/10.1007/s11845-021-02785-y.

[25] Fortner RT, Brantley KD, Tworoger SS, Tamimi RM, Rosner B, Farvid MS, et al. Physical activity and breast cancer survival: results from the Nurses' health studies. JNCI Cancer Spectr. 2023;7(1):pkac085. https://doi.org/10.1093/jncics/pkac085.

[26] Wang K, Sun JZ, Wu QX, Li ZY, Li DX, Xiong YF, et al. Long-term anti-inflammatory diet in relation to improved breast cancer prognosis: a prospective cohort study. NPJ Breast Cancer. 2020;6:36. https://doi.org/10.1038/s41523-020-00179-4.

[27] Castro-Espin C, Bonet C, Crous-Bou M, Katzke V, Le Cornet C, Jannasch F, et al. Dietary patterns related to biological mechanisms and survival after breast cancer diagnosis: results from a cohort study. Br J Cancer. 2023;128(7):1301-10. https://doi.org/10.1038/s41416-023-02169-2.

[28] Lyman GH, Greenlee H, Bohlke K, Bao T, DeMichele AM, Deng GE, et al. Integrative therapies during and after breast cancer treatment: ASCO endorsement of the SIO clinical practice guideline. J Clin Oncol. 2018;36(25):2647-55. https://doi.org/10.1200/jco.2018.79.2721.

[29] Zhang Y, Sun Y, Li D, Liu X, Fang C, Yang C, et al. Acupuncture for breast cancer: a systematic review and meta-analysis of patient-reported outcomes. Front Oncol. 2021;11:646315. https://doi.org/10.3389/fonc.2021.646315.

[30] Choi TY, Ang L, Jun JH, Alraek T, Birch S, Lu W, et al. Acupuncture for managing cancer-related fatigue in breast cancer patients: a systematic review and meta-analysis. Cancers (Basel). 2022;14(18):4419. https://doi.org/10.3390/cancers14184419.

[31] Yi LJ, Tian X, Jin YF, Luo MJ, Jiménez-Herrera MF. Effects of yoga on health-related quality, physical health and psychological health in women with breast cancer receiving chemotherapy: a systematic review and meta-analysis. Ann Palliat Med. 2021;10(2):1961-75. https://doi.org/10.21037/apm-20-1484.

[32] Wang WL, Chen KH, Pan YC, Yang SN, Chan YY. The effect of yoga on sleep quality and insomnia in women with sleep problems: a systematic review and meta-analysis. BMC Psychiatry. 2020;20(1):195. https://doi.org/10.1186/s12888-020-02566-4.

[33] Dong B, Xie C, Jing X, Lin L, Tian L. Yoga has a solid effect on cancer-related fatigue in patients with breast cancer: a meta-analysis. Breast Cancer Res Treat. 2019;177(1):5-16. https://doi.org/10.1007/s10549-019-05278-w.

[34] Carlson LE, Ismaila N, Addington EL, Asher GN, Atreya C, Balneaves LG, et al. Integrative oncology care of symptoms of anxiety and depression in adults with cancer: Society for Integrative Oncology-ASCO guideline. J Clin Oncol. 2023;41:4562. https://doi.org/10.1200/jco.23.00857.

[35] Mao JJ, Ismaila N, Bao T, Barton D, Ben-Arye E, Garland EL, et al. Integrative medicine for pain management in oncology: society for integrative oncology-ASCO guideline. J Clin Oncol.

2022;40(34):3998-4024. https://doi.org/10.1200/jco.22.01357.

[36] Arends J, Baracos V, Bertz H, Bozzetti F, Calder PC, Deutz NEP, et al. ESPEN expert group recommendations for action against cancer-related malnutrition. Clin Nutr. 2017;36(5):1187-96. https://doi.org/10.1016/j.clnu.2017.06.017.

[37] O'Malley DM, Davis SN, Amare R, Sanabria B, Sullivan B, Devine KA, et al. User-centered development and patient acceptability testing of a health-coaching intervention to enhance cancer survivorship follow-up in primary care. J Cancer Educ. 2022;37(3):788-97. https://doi.org/10.1007/s13187-020-01883-2.

[38] Stan DL, Cutshall SM, Adams TF, Ghosh K, Clark MM, Wieneke KC, et al. Wellness coaching: an intervention to increase healthy behavior in breast cancer survivors. Clin J Oncol Nurs. 2020;24(3):305-15. https://doi.org/10.1188/20.Cjon.305-315.

[39] De Cicco P, Catani MV, Gasperi V, Sibilano M, Quaglietta M, Savini I. Nutrition and breast cancer: a literature review on prevention, treatment and recurrence. Nutrients. 2019;11(7):1514. https://doi.org/10.3390/nu11071514.

[40] Park SH, Hoang T, Kim J. Dietary factors and breast cancer prognosis among breast cancer survivors: a systematic review and meta-analysis of cohort studies. Cancers (Basel). 2021;13(21):5329. https://doi.org/10.3390/cancers13215329.

[41] Xu L, Peterson LL. The impact of diet on breast cancer outcomes. Curr Nutr Rep. 2019;8(3):212-21. https://doi.org/10.1007/s13668-019-00278-0.

[42] Limon-Miro AT, Lopez-Teros V, Astiazaran-Garcia H. Dietary guidelines for breast cancer patients: a critical review. Adv Nutr. 2017;8(4):613-23. https://doi.org/10.3945/an.116.014423.

[43] Ma Y, Wang J, Li Q, Cao B. The effect of Omega-3 polyunsaturated fatty acid supplementations on anti-tumor drugs in triple negative breast cancer. Nutr Cancer. 2021;73(2):196-205. https://doi.org/10.1080/01635581.2020.1743873.

[44] Sanft T, Harrigan M, McGowan C, Cartmel B, Zupa M, Li FY, et al. Randomized trial of exercise and nutrition on chemotherapy completion and pathologic complete response in women with breast cancer: the lifestyle, exercise, and nutrition early after diagnosis study. J Clin Oncol. 2023;41:5285. https://doi.org/10.1200/jco.23.00871.

[45] Messina M. Impact of soy foods on the development of breast cancer and the prognosis of breast cancer patients. Forsch Komplementmed. 2016;23(2):75-80. https://doi.org/10.1159/000444735.

[46] Becerra-Tomás N, Balducci K, Abar L, Aune D, Cariolou M, Greenwood DC, et al. Postdiagnosis dietary factors, supplement use and breast cancer prognosis: global cancer update Programme (CUP global) systematic literature review and meta-analysis. Int J Cancer. 2023;152(4):616-34. https://doi.org/10.1002/ijc.34321.

[47] Farhat EK, Sher EK, Džidić-Krivić A, Banjari I, Sher F. Functional biotransformation of phytoestrogens by gut microbiota with impact on cancer treatment. J Nutr Biochem. 2023;118:109368. https://doi.org/10.1016/j.jnutbio.2023.109368.

[48] Yang J, Chung M, Park Y. Association of fermented products with risk of cancer recurrence and mortality among breast cancer survivors: a prospective cohort study. Nutr Cancer. 2023;75(4):1189-99. https://doi.org/10.1080/01635581.2023.2186259.

[49] Kaluza J, Komatsu S, Lauriola M, Harris HR, Bergkvist L, Michaëlsson K, et al. Long-term

consumption of non-fermented and fermented dairy products and risk of breast cancer by estrogen receptor status—population-based prospective cohort study. Clin Nutr. 2021;40(4):1966-73. https://doi.org/10.1016/j.clnu.2020.09.013.

[50] Zang J, Shen M, Du S, Chen T, Zou S. The association between dairy intake and breast cancer in Western and Asian populations: a systematic review and meta-analysis. J Breast Cancer. 2015;18(4):313-22. https://doi.org/10.4048/jbc.2015.18.4.313.

[51] Wu Y, Huang R, Wang M, Bernstein L, Bethea TN, Chen C, et al. Dairy foods, calcium, and risk of breast cancer overall and for subtypes defined by estrogen receptor status: a pooled analysis of 21 cohort studies. Am J Clin Nutr. 2021;114(2):450-61. https://doi.org/10.1093/ajcn/nqab097.

[52] Kroenke CH, Kwan ML, Sweeney C, Castillo A, Caan BJ. High—and low-fat dairy intake, recurrence, and mortality after breast cancer diagnosis. J Natl Cancer Inst. 2013;105(9):616-23. https://doi.org/10.1093/jnci/djt027.

[53] Stasiewicz B, Wadolowska L, Biernacki M, Slowinska MA, Stachowska E. Dietary fat intake: associations with dietary patterns and postmenopausal breast cancer-a case-control study. Cancers (Basel). 2022;14(7):1724. https://doi.org/10.3390/cancers14071724.

[54] Romo Ventura E, Konigorski S, Rohrmann S, Schneider H, Stalla GK, Pischon T, et al. Association of dietary intake of milk and dairy products with blood concentrations of insulin-like growth factor 1 (IGF-1) in Bavarian adults. Eur J Nutr. 2020;59(4):1413-20. https://doi.org/10.1007/s00394-019-01994-7.

[55] Hurtado-Barroso S, Trius-Soler M, Lamuela-Raventós RM, Zamora-Ros R. Vegetable and fruit consumption and prognosis among cancer survivors: a systematic review and meta-analysis of cohort studies. Adv Nutr. 2020;11(6):1569-82. https://doi.org/10.1093/advances/nmaa082.

[56] Farvid MS, Holmes MD, Chen WY, Rosner BA, Tamimi RM, Willett WC, et al. Postdiagnostic fruit and vegetable consumption and breast cancer survival: prospective analyses in the Nurses' health studies. Cancer Res. 2020;80(22):5134-43. https://doi.org/10.1158/0008-5472.Can-18-3515.

[57] Nomura SJO, Hwang YT, Gomez SL, Fung TT, Yeh SL, Dash C, et al. Dietary intake of soy and cruciferous vegetables and treatment-related symptoms in Chinese-American and non-Hispanic white breast cancer survivors. Breast Cancer Res Treat. 2018;168(2):467-79. https://doi.org/10.1007/s10549-017-4578-9.

[58] Lemanne D, Maizes V. Advising women undergoing treatment for breast cancer: a narrative review. J Altern Complement Med. 2018;24(9-10):902-9. https://doi.org/10.1089/acm.2018.0150.

[59] Li W, Peng C, Zhaojie L, Wei W. Chemopreventive and therapeutic properties of anthocyanins in breast cancer: a comprehensive review. Nutr Res. 2022;107:48-64. https://doi.org/10.1016/j.nutres.2022.08.005.

[60] Cheon M, Chung M, Park Y. Association between dietary intake of flavonoids and cancer recurrence among breast cancer survivors. Nutrients. 2021;13(9):3049. https://doi.org/10.3390/nu13093049.

[61] Griffiths K, Aggarwal BB, Singh RB, Buttar HS, Wilson D, De Meester F. Food antioxidants and their anti-inflammatory properties: a potential role in cardiovascular diseases and cancer prevention. Diseases. 2016;4(3):28. https://doi.org/10.3390/diseases4030028.

[62] Moral R, Escrich E. Influence of olive oil and its components on breast cancer: molecular mechanisms. Molecules. 2022;27:477. https://doi.org/10.3390/molecules27020477.

[63] Fabian CJ, Kimler BF, Hursting SD. Omega-3 fatty acids for breast cancer prevention and survivorship. Breast Cancer Res. 2015;17(1):62. https://doi.org/10.1186/s13058-015-0571-6.

[64] Osouli-Tabrizi S, Mehdizadeh A, Naghdi M, Sanaat Z, Vahed N, Farshbaf-Khalili A. The effectiveness of omega-3 fatty acids on health outcomes in women with breast cancer: a systematic review. Food Sci Nutr. 2023;11(8):4355-71. https://doi.org/10.1002/fsn3.3409.

[65] Wang C, Gu K, Wang F, Cai H, Zheng W, Bao P, et al. Nut consumption in association with overall mortality and recurrence/disease-specific mortality among long-term breast cancer survivors. Int J Cancer. 2022;150(4):572-9. https://doi.org/10.1002/ijc.33824.

[66] Beasley JM, Newcomb PA, Trentham-Dietz A, Hampton JM, Bersch AJ, Passarelli MN, et al. Post-diagnosis dietary factors and survival after invasive breast cancer. Breast Cancer Res Treat. 2011;128(1):229-36. https://doi.org/10.1007/s10549-010-1323-z.

[67] Marinac CR, Nelson SH, Breen CI, Hartman SJ, Natarajan L, Pierce JP, et al. Prolonged nightly fasting and breast cancer prognosis. JAMA Oncol. 2016;2(8):1049-55. https://doi.org/10.1001/jamaoncol.2016.0164.

[68] Kalam F, James DL, Li YR, Coleman MF, Kiesel VA, Cespedes Feliciano EM, et al. Intermittent fasting interventions to leverage metabolic and circadian mechanisms for cancer treatment and supportive care outcomes. J Natl Cancer Inst Monogr. 2023;2023(61):84-103. https://doi.org/10.1093/jncimonographs/lgad008.

[69] Zhang JY, Liao YH, Lin Y, Liu Q, Xie XM, Tang LY, et al. Effects of tea consumption and the interactions with lipids on breast cancer survival. Breast Cancer Res Treat. 2019;176(3):679-86. https://doi.org/10.1007/s10549-019-05253-5.

[70] Huang Y, Cao D, Chen Z, Chen B, Li J, Guo J, et al. Red and processed meat consumption and cancer outcomes: umbrella review. Food Chem. 2021;356:129697. https://doi.org/10.1016/j.foodchem.2021.129697.

[71] Chang K, Gunter MJ, Rauber F, Levy RB, Huybrechts I, Kliemann N, et al. Ultra-processed food consumption, cancer risk and cancer mortality: a large-scale prospective analysis within the UK biobank. EClinicalMedicine. 2023;56:101840. https://doi.org/10.1016/j.eclinm.2023.101840.

[72] Farvid MS, Spence ND, Rosner BA, Chen WY, Eliassen AH, Willett WC, et al. Consumption of sugar-sweetened and artificially sweetened beverages and breast cancer survival. Cancer. 2021;127(15):2762-73. https://doi.org/10.1002/cncr.33461.

[73] Bull FC, Al-Ansari SS, Biddle S, Borodulin K, Buman MP, Cardon G, et al. World Health Organization 2020 guidelines on physical activity and sedentary behaviour. Br J Sports Med. 2020;54(24):1451-62. https://doi.org/10.1136/bjsports-2020-102955.

[74] Gluchowski A, Bilsborough H, McDermott J, Hawley-Hague H, Todd C. 'A lot of people just go for walks, and Don't do anything Else': older adults in the UK are not aware of the strength component embedded in the chief medical Officers' physical activity guidelines-a qualitative study. Int J Environ Res Public Health. 2022;19(16):1002. https://doi.org/10.3390/ijerph191610002.

[75] McTiernan A, Friedenreich CM, Katzmarzyk PT, Powell KE, Macko R, Buchner D, et al. Physical activity in cancer prevention and survival: a systematic review. Med Sci Sports Exerc. 2019;51(6):1252-61. https://doi.org/10.1249/mss.0000000000001937.

[76] Mustian KM, Alfano CM, Heckler C, Kleckner AS, Kleckner IR, Leach CR, et al. Comparison of

pharmaceutical, psychological, and exercise treatments for cancer-related fatigue: a meta-analysis. JAMA Oncol. 2017;3(7):961-8. https://doi.org/10.1001/jamaoncol.2016.6914.

[77] Meneses-Echávez JF, González-Jiménez E, Ramírez-Vélez R. Effects of supervised exercise on cancer-related fatigue in breast cancer survivors: a systematic review and meta-analysis. BMC Cancer. 2015;15:77. https://doi.org/10.1186/s12885-015-1069-4.

[78] Palesh O, Kamen C, Sharp S, Golden A, Neri E, Spiegel D, et al. Physical activity and survival in women with advanced breast cancer. Cancer Nurs. 2018;41(4):E31-e8. https://doi.org/10.1097/ncc.0000000000000525.

[79] Campbell KL, Cormie P, Weller S, Alibhai SMH, Bolam KA, Campbell A, et al. Exercise recommendation for people with bone metastases: expert consensus for health care providers and exercise professionals. JCO Oncol Pract. 2022;18(5):e697-709. https://doi.org/10.1200/OP.21.00454.

[80] Van Dyk K, Joffe H, Carroll JE. Sleep and endocrine therapy in breast cancer. Curr Opin Endocr Metab Res. 2021;18:165-70. https://doi.org/10.1016/j.coemr.2021.03.007.

[81] Varallo G, Giusti EM, Manna C, Castelnuovo G, Pizza F, Franceschini C, et al. Sleep disturbances and sleep disorders as risk factors for chronic postsurgical pain: a systematic review and meta-analysis. Sleep Med Rev. 2022;63:101630. https://doi.org/10.1016/j.smrv.2022.101630.

[82] Yao ZW, Zhao BC, Yang X, Lei SH, Jiang YM, Liu KX. Relationships of sleep disturbance, intestinal microbiota, and postoperative pain in breast cancer patients: a prospective observational study. Sleep Breath. 2021;25(3):1655-64. https://doi.org/10.1007/s11325-020-02246-3.

[83] Chasens ER, Imes CC, Kariuki JK, Luyster FS, Morris JL, DiNardo MM, et al. Sleep and metabolic syndrome. Nurs Clin North Am. 2021;56(2):203-17. https://doi.org/10.1016/j.cnur.2020.10.012.

[84] Chang SL, Durocher F, Diorio C. Sleep quality traits correlate with inflammatory markers in the breast tissue of women. Cytokine. 2022;160:156028. https://doi.org/10.1016/j.cyto.2022.156028.

[85] Palmer ACS, Zortea M, Souza A, Santos V, Biazús JV, Torres ILS, et al. Clinical impact of melatonin on breast cancer patients undergoing chemotherapy; effects on cognition, sleep and depressive symptoms: a randomized, double-blind, placebo-controlled trial. PLoS One. 2020;15(4):e0231379. https://doi.org/10.1371/journal.pone.0231379.

[86] Kong X, Gao R, Wang Z, Wang X, Fang Y, Gao J, et al. Melatonin: a potential therapeutic option for breast cancer. Trends Endocrinol Metab. 2020;31(11):859-71. https://doi.org/10.1016/j.tem.2020.08.001.

[87] Hasan M, Marzouk MA, Adhikari S, Wright TD, Miller BP, Matossian MD, et al. Pharmacological, mechanistic, and pharmacokinetic assessment of novel melatonin-tamoxifen drug conjugates as breast cancer drugs. Mol Pharmacol. 2019;96(2):272-96. https://doi.org/10.1124/mol.119.116202.

[88] Lissoni P, Paolorossi F, Tancini G, Ardizzoia A, Barni S, Brivio F, et al. A phase II study of tamoxifen plus melatonin in metastatic solid tumour patients. Br J Cancer. 1996;74(9):1466-8. https://doi.org/10.1038/bjc.1996.566.

[89] Samanta S. Melatonin: a potential antineoplastic agent in breast cancer. J Environ Pathol Toxicol Oncol. 2022;41(4):55-84. https://doi.org/10.1615/JEnvironPatholToxicolOncol.2022041294.

[90] Seo K, Kim JH, Han D. Effects of melatonin supplementation on sleep quality in breast cancer patients: a systematic review and meta-analysis. Healthcare (Basel). 2023;11(5):675. https://doi.org/10.3390/healthcare11050675.

[91] Ma Y, Hall DL, Ngo LH, Liu Q, Bain PA, Yeh GY. Efficacy of cognitive behavioral therapy for insomnia in breast cancer: a meta-analysis. Sleep Med Rev. 2021;55:101376. https://doi.org/10.1016/j.smrv.2020.101376.

[92] Cramer H, Lauche R, Klose P, Lange S, Langhorst J, Dobos GJ. Yoga for improving health-related quality of life, mental health and cancer-related symptoms in women diagnosed with breast cancer. Cochrane Database Syst Rev. 2017;1(1):CD010802. https://doi.org/10.1002/14651858.CD010802.pub2.

[93] Yao LQ, Kwok SWH, Tan JB, Wang T, Liu XL, Bressington D, et al. The effect of an evidence-based tai chi intervention on the fatigue-sleep disturbance-depression symptom cluster in breast cancer patients: a preliminary randomised controlled trial. Eur J Oncol Nurs. 2022;61:102202. https://doi.org/10.1016/j.ejon.2022.102202.

[94] D'Alessandro EG, da Silva AV, Cecatto RB, de Brito CMM, Azevedo RS, Lin CA. Acupuncture for climacteric-like symptoms in breast cancer improves sleep, mental and emotional health: a randomized trial. Med Acupunct. 2022;34(1):58-65. https://doi.org/10.1089/acu.2021.0073.

[95] Zhang J, Zhang Z, Huang S, Qiu X, Lao L, Huang Y, et al. Acupuncture for cancer-related insomnia: a systematic review and meta-analysis. Phytomedicine. 2022;102:154160. https://doi.org/10.1016/j.phymed.2022.154160.

[96] Zhang J, Qin Z, So TH, Chen H, Lam WL, Yam LL, et al. Electroacupuncture plus auricular acupressure for chemotherapy-associated insomnia in breast cancer patients: a pilot randomized controlled trial. Integr Cancer Ther. 2021;20:15347354211019103. https://doi.org/10.1177/15347354211019103.

[97] Wayne PM, Lee MS, Novakowski J, Osypiuk K, Ligibel J, Carlson LE, et al. Tai chi and Qigong for cancer-related symptoms and quality of life: a systematic review and meta-analysis. J Cancer Surviv. 2018;12(2):256-67. https://doi.org/10.1007/s11764-017-0665-5.

[98] Liu X, Wang L, Zhang Q, Wang R, Xu W. Less mindful, more struggle and growth: mindfulness, posttraumatic stress symptoms, and posttraumatic growth of breast cancer survivors. J Nerv Ment Dis. 2018;206(8):621-7. https://doi.org/10.1097/nmd.0000000000000854.

[99] Chayadi E, Baes N, Kiropoulos L. The effects of mindfulness-based interventions on symptoms of depression, anxiety, and cancer-related fatigue in oncology patients: a systematic review and meta-analysis. PLoS One. 2022;17(7):e0269519. https://doi.org/10.1371/journal.pone.0269519.

[100] Wu X, Wang J, Cofie R, Kaminga AC, Liu A. Prevalence of posttraumatic stress disorder among breast cancer patients: a meta-analysis. Iran J Public Health. 2016;45(12):1533-44.

[101] Chan CMH, Ng CG, Taib NA, Wee LH, Krupat E, Meyer F. Course and predictors of post-traumatic stress disorder in a cohort of psychologically distressed patients with cancer: a 4-year follow-up study. Cancer. 2018;124(2):406-16. https://doi.org/10.1002/cncr.30980.

[102] Warren Y, Hecksher A, Schepel C, Trufan S, Greiner R, Yaguda S, et al. Integrative oncology in young women with breast cancer. Oncology (Williston Park). 2022;36(11):658-63. https://doi.org/10.46883/2022.25920978.

[103] Schuerger N, Klein E, Hapfelmeier A, Kiechle M, Brambs C, Paepke D. Evaluating the demand for integrative medicine practices in breast and gynecological cancer patients. Breast Care (Basel). 2019;14(1):35-40. https://doi.org/10.1159/000492235.

[104] Stöcker A, Mehnert-Theuerkauf A, Hinz A, Ernst J. Utilization of complementary and alternative medicine (CAM) by women with breast cancer or gynecological cancer. PLoS One. 2023;18(5):e0285718. https://doi.org/10.1371/journal.pone.0285718.

[105] Boon HS, Olatunde F, Zick SM. Trends in complementary/alternative medicine use by breast cancer survivors: comparing survey data from 1998 and 2005. BMC Womens Health. 2007;7:4. https://doi.org/10.1186/1472-6874-7-4.

[106] Wells JC, Sidhu A, Ding K, Smoragiewicz M, Heng DYC, Shepherd FA, et al. Complementary medicine use amongst patients with metastatic cancer enrolled in phase III clinical trials. Oncologist. 2022;27(3):e286-e93. https://doi.org/10.1093/oncolo/oyac020.

[107] Paepke D, Wiedeck C, Hapfelmeier A, Karmazin K, Kiechle M, Brambs C. Prevalence and predictors for nonuse of complementary medicine among breast and gynecological cancer patients. Breast Care (Basel). 2020;15(4):380-5. https://doi.org/10.1159/000502942.

[108] Fuller-Shavel NKK, Kechagioglou P. Co-creation of an integrative oncology app—building together from lived experience to address unmet support needs. Banff: SIO (Society for Integrative Oncology) International Annual Conference; 2023.

第二篇
早期乳腺癌
Early Breast Cancer

第 5 章　乳腺癌手术前后
Before and After Breast Surgery

虞凯杰　蔡仕彬　译　　陈述政　校

一、乳腺癌手术类型

众多随机试验结果显示，对于罹患 I 期和 II 期女性乳腺癌群体而言，保乳手术（breast-conserving therapy，BCT）联合放疗与乳房切除术的效果和长期生存相当[1]。术后切缘阴性是一项关键的预后因素，同时也是外科医生术中需要达成的目标，该因素对于保乳治疗方案或乳房切除术方案抉择有着重要影响[2]。目前，在早期乳腺癌的治疗策略中，保乳手术已成为大多数女性患者的首选治疗方式[2]。对于携带 *BRCA* 基因突变的患者，临床医生需对其进行充分的咨询与沟通，使其清晰了解双侧乳房切除术在降低同侧和对侧乳房复发风险方面的利弊[3]。在此类患者的治疗过程中，临床医生与患者共同参与治疗决策，这对于患者在风险评估、手术类型选择及后续随访方案制订等方面做出正确决定，具有至关重要的意义。此外，保乳手术存在一些绝对禁忌证[4]。

1. 妊娠期间，放疗是禁忌的，这可能会影响手术类型（保乳手术与乳房切除术）的决策。

2. 如果保乳手术不能实现切缘阴性，则需要考虑乳房切除术。

3. 影像学上显示弥漫性或多灶性疾病。

4. 多次保乳手术且仍有阳性切缘，需要考虑乳房切除术。

5. 拒绝保乳手术的患者。

6. 炎性乳腺癌。

以下是一些保乳手术的相对禁忌证[4]。

1. 活动性结缔组织病，特别是硬皮病、系统性红斑狼疮或胶原血管病，因为这些患者在放疗后可能会出现严重的皮肤不良反应。

2. 同一乳房既往接受过放疗。

3. 对于小乳房而肿瘤较大时，行保乳手术可能会导致不理想的美容效果。

4. 多个病灶，除非它们都集中在一个区域。

5. 乳头受累（如乳头 Paget 病）。

6. 手术后切缘接近或疑似切缘接近。

7. 有强烈的乳腺癌家族史且有高遗传缺陷风险。

二、淋巴水肿与乳腺癌手术

淋巴水肿是乳腺癌术后常见并发症，特别是在乳房手术（无论是否进行腋窝淋巴结清扫）和放疗之后[5]。大约 20% 接受腋窝淋巴结清扫的患者和 6% 接受前哨淋巴结活检的患者在手术后会出现手臂肿胀[6]。淋巴水肿对患者的影响很大，会导致身体和心理上的痛苦，影响患者的生活质量和日常活动。由于淋巴水肿是一种无法治愈的疾病，并且病情可能会波动，需要进行长期管理。患者需要进行大量的自我管理，包括日常锻炼和按摩，通常还需要专业支持。在英国，自我管理包括每天佩戴压力袖套、皮肤护理、自我淋巴引流按摩（self-lymphatic drainage massage，SLD）和促进淋巴和静脉回流的运动[7]。

淋巴水肿是通过测量患侧上肢的周长并与对侧上肢进行比较来进行临床诊断的。如果差值小于 3cm，则为轻度水肿；如果差值为 3～5cm，则为中度水肿；如果差值大于 5cm，则为重度水肿[7]。

以下建议和干预措施可预防乳腺癌患者上肢淋巴水肿的发生[7]。

1. 保持上肢皮肤清洁和健康，尽量避免在手术侧进行采血、测量血压、输液和其他治疗。

2. 避免高温环境，不要用很热的水洗澡。

3. 避免在手术侧进行剧烈的体力活动。

4. 避免压迫上肢，如穿着过紧的衣服或长时间于手术侧侧卧。

5. 抬高患侧肢体，使手和手臂保持在一条直线上。

6. 长途飞行或旅行时穿着压力袜，以防止肿胀和血栓形成。

三、乳腺癌手术后的风险评估

乳腺癌内分泌治疗会增加血脂异常的风险，患者和临床医生都应意识到这一点，目前缺乏标准的预防或治疗等方面的干预措施。应该评估患者基线的血脂水平，并首先考虑生活方式的改变，必要时可开具他汀类药物。如果需要，也可在改变生活方式（包括饮食干预、戒酒和进行规律的运动）的同时开具他汀类药物。此外，长期服用芳香化酶抑制药或接受卵巢切除术（手术或化学去势）的患者，由于骨质疏松症的风险增加，患者需要每半年进行一次骨密度扫描，并常规考虑骨保护措施，并提供生活方式建议，给予维生素 D、钙及双膦酸盐预防性治疗[8]。

四、乳腺癌手术前后的生活方式干预

确诊癌症并进行任何针对性治疗之前，都需要进行生活方式评估，以确定在选择癌症辅助治疗时需要改变的生活方式，同时也用于三级预防。有大量证据表明，乳腺癌患者的生活方式干预对其预后有着积极影响。在乳腺癌诊断后，保持健康的饮食、减轻肥胖、增加体育活动、戒烟和戒酒可以减少乳腺癌的转移、复发和死亡[9]。乳腺癌患者的长期生存需要医疗干预和生活方式改变相结合，具体如下。

1. 保持健康的体重（体重指数为 18.5～23.9kg/m²）。

2. 减少加工食品的摄入，尽量不饮酒，食用富含纤维的天然食品。

3. 进行日常体育活动，包括心血管锻炼和肌肉强化活动，以及呼吸和伸展运动。18—64 岁的成年人每周应至少进行 150min 的中等强度运动或 75min 的高强度有氧运动，同时每周至少进行 2 次力量训练。65 岁以上的患者也应根据上述指南进行锻炼。患有其他并发症的患者应遵循医生的运动建议。

4. 戒烟可以改善心血管系统，预防乳腺癌、肺癌和头颈部癌症。

5. 保持积极的情绪状态，包括提高自信心、减少焦虑和抑郁，并采用个性化的方法治疗心理障碍，如认知行为疗法、咨询或药物治疗。

6. 为了解决癌症治疗引发的生育问题及性功能影响，在全身治疗前应考虑生育力保存方法。常用的生育力保存方法包括胚胎冷冻、卵细胞冷冻和卵巢组织冷冻[8]。在全身治疗前需咨询生育专家，可与患者共同讨论最佳选择或决策，包括在化疗期间使用促性腺激素释放激素类似物保护卵巢功能[8]。

7. 在营养师和专科药剂师的指导下考虑营养补充剂，如果营养缺乏，在全身治疗期间给予营养补充剂。

8. 参与社区和同伴支持小组，可以为患者在癌症治疗过程中提供心理支持。

9. 传统医学可以改善患者在癌症诊断和治疗期间的焦虑症状；减少手术、化疗、免疫治疗、放疗和内分泌治疗等的不良反应；提高患者的免疫功能；提高患者的生活质量；并可能延长患者的生存期[10]。根据治疗阶段进行个性化治疗，例如，在围术期采用特定方法以加快术后恢复，而在化疗期、放疗期及康复期则运用不同的疗法[11]。

五、总结

乳房手术是乳腺癌患者管理中的一个重要里程碑，在手术前后可能会进行各种系统治疗。早期将患者纳入整合肿瘤治疗体系可以帮助他们适应新的"身体常态"，并有助于预防手术和系统治疗的常见并发症。

参考文献

[1] Morrow M, Strom EA, Bassett LW, Dershaw DD, Fowble B, Giuliano A, et al. Standard for breast conservation therapy in the management of invasive breast carcinoma. CA Cancer J Clin. 2002;52(5):277e300.

[2] Bouganim N, Tsvetkova E, Clemons M, Amir E. Evolution of sites of recurrence after early breast cancer over the last 20 years: implications for patient care and future research. Breast Cancer Res Treat. 2013;139(2):603e6.

[3] Morrow M. Surgery and prophylactic surgery in hereditary breast cancer. Breast. 2022;62:S63-6.

[4] Jiong W, et al. CACA guidelines for holistic integrative management of breast cancer. Holistic Integrat Oncol. 2020;1(1):7.

[5] Jeffs E, Ream E, Shewbridge A, Cowan-Dickie S, Crawshaw D, Huit M, Wiseman T. Exploring patient perception of success and benefit in self-management of breast cancer-related arm lymphoedema. Eur J Oncol Nurs. 2016;20:173-83.

[6] DiSipio T, Rye S, Newman B, Hayes S. Incidence of unilateral arm lymphoedema after breast cancer: a systematic review and meta-analysis. Lancet Oncol. 2013;14(6):500-15.

[7] Morgan P, Moffatt C. The National lymphoedema framework project. Br J Community Nurs. 2013;11(2):S19.

[8] Moore HC, Unger JM, Phillips KA, et al. Goserelin for ovarian protection during breast-cancer adjuvant chemotherapy. N Engl J Med. 2015;372(10):923-32.

[9] Jiong W, et al. CACA guidelines for holistic integrative Management of Breast Cancer. Holistic Integr Oncol. 2020;1(1):7.

[10] Lin HS, Liu J, Zhang Y. Connotation and significance of traditional Chinese medicine diagnosis and treatment guideline for malignant tumors. Chin J Clin Oncol Rehabilitation. 2016;23(3):257-60.

[11] Wang W, Xu L, Shen C. Effects of traditional Chinese medicine in treatment of breast cancer patients after mastectomy: a meta-analysis. Cell Biochem Biophys. 2015;71:1299-306.

第6章　在化疗中生活，而非仅仅存活
Living with, Not Just Surviving Chemotherapy

虞凯杰　蔡仕彬　译　　陈述政　校

一、针灸

中医针灸已被用于治疗多种疾病多年，针灸用针刺激身体特定穴位以达到特定效果。有很多强有力的证据支持针灸用于控制癌症疼痛[1-3]和化疗引起的恶心呕吐[2-4]。针灸可减轻化疗引起的周围神经病变等不良症状[5]及放疗引起的口干[6,7]。对于血小板或白细胞减少的癌症患者，不建议使用针灸，可考虑穴位按摩和艾灸（在身体特定穴位上方燃烧干艾草）等替代方法[3,4]。

二、灵气疗法

灵气疗法是一种能量疗法，治疗师将手放在患者身上或上方，刺激身体能量平衡以促进康复[8,9]。它对接受任何形式肿瘤治疗的患者是安全的，因为它是非侵入性的。灵气疗法通过刺激神经反应（如化疗引起的恶心和呕吐）起作用，因此可减轻化疗引起的疼痛、焦虑、恶心和呕吐，甚至在化疗前就能缓解因恐惧化疗而产生的预期性恶心[8-10]。灵气疗法还可帮助患者放松、改善睡眠和提高整体生活质量[10]。

三、引导想象

引导想象是一种补充健康疗法，治疗师引导患者的想象，鼓励他们想象特定图像以实现特定结果[11]。它对癌症患者安全，因为它是非侵入性且无害的，患者可在家中按自己的时间进行练习和复习。引导想象可帮助患者集中注意力，从而减轻不愉快症状[11]。它可减少压力、焦虑和疼痛，并可能改善患者的健康和幸福感[11, 12]。它还可减少化疗引起的恶心和呕吐[12, 13]。有证据表明，在病房中听引导想象录音的患者可改善疼痛和焦虑[14]。

四、反射疗法

反射疗法是对患者手部和足部的特定穴位施加压力以促进康复和放松。它通常非常安全，除非存在皮肤问题（如溃疡或淋巴水肿），在这种情况下需谨慎使用或完全避免。有证据表明，反射疗法可减轻癌症患者的疼痛、恶心和呕吐。在转移性癌症患者中，它可改善身体功能、呼吸困难和疲劳[15]。

五、瑜伽和瑜伽疗法

瑜伽是一种利用呼吸、特定体式及冥想促进放松的补充健康疗法[16]。它可帮助癌症患者改善睡眠[17]，减轻疲劳[18]及疼痛，还可减少焦虑和抑郁，从而提高他们的生活质量[19, 20]。瑜伽可个人练习或作为团体活动进行，并可根据患者的身体能力进行调整，对所有患者都是安全的。而瑜伽疗法则是一种更专业的干预措施，涉及治疗师与个体合作以实现特定目标。

六、运动

在英国，癌症化疗期间进行运动尚未成为临床常规，尽管癌症及其治疗可导致肌肉萎缩、身体功能下降、疲劳、体内脂肪增加和身体形象改变，进而导致抑郁和焦虑[21]。研究表明，癌症幸存者往往比一般人群和慢性病患者更不活跃，只有1/4～1/3的幸存者遵循每周的体育活动建议[22]。此外，癌症幸存者更有可能超重或肥胖，在癌症治疗期间运动量减少、食用更多加工食品且体重增加[23]。

运动可提高癌症患者的生活质量（quality of life，QoL）、代谢功能和心肺健康，改善身体和精神状态，减少疲劳和治疗引起的不良反应，甚至可提高生存率[24]。除了有氧运动外，阻力和肌肉强化运动可减少肌肉萎缩、增加肌肉质量、减轻疲劳和其他化疗的并发症，即使在化疗期间也是如此 [22]。运动需要与健康的营养计划相结合，以实现患者的最佳康复效果 [25, 26]。

七、人智医学

人智医学（anthroposophic medicine，AM）涉及一系列补充疗法，旨在提高癌症患者的生活质量，特别是那些正在接受化疗和放疗的患者。它包括各种生活方式改变干预措施、心理方法、物理治疗、草药和营养方法（包括营养补充剂）、音乐和艺术疗法、水疗、韵律按摩和浴疗 [27]。最能从人智医学模式中受益的患者包括那些患有疲劳、胃肠道症状、情绪问题、疼痛和神经病变的患者。心理治疗，无论是团体还是个人治疗，都可帮助改善癌症患者的情绪困扰和生活质量 [28]。有监督的有氧运动和阻力运动训练可显著改善 QoL，包括疲劳和身体健康状况 [29]。在患有慢性癌症相关疲劳的乳腺癌患者中，心理教育和有监督的运动计划可显著改善 QoL 并减少疲劳 [30, 31]。

八、正念

正念是一种让个体专注于当下时刻的练习，增加对当下的意识，使他们远离周围发生的压力现象 [32]。正念可在行走、冥想和其他日常运动中进行，其目的是让心灵摆脱评判，让身体能够听到声音、感受、注意和呼吸 [32]。进行正念练习的乳腺癌患者更能接受所面临的困难和不良反应，更好地应对不确定性，更加平静和有韧性。与传统护理相比，正念瑜伽在管理情绪困扰方面更有效，可在任何时间、任何地点进行练习，并且可作为一种终身技能传授，以减少乳腺癌治疗后的恐惧、焦虑和抑郁 [32]。

九、个性化整合医学

当我们谈论整合医学（integrative medicine，IM）时，重要的是要指出，个性化的护理计划比针对所有人的单一干预或一系列干预能提供更好的结果。一项针对乳腺癌患者在化疗期间的个性化计划，包括针灸、按摩、心理和营养建议，被发现可改善患者的生活质量，即使是对于难以治疗的症状，如疲劳、焦虑和疼痛也有效果[33]。在短期和长期内，患者的疼痛、焦虑和睡眠都有显著改善，食欲、疲劳和情绪控制也有所改善。这项研究显示了整合肿瘤学中个性化的益处[33]。

十、整合乳腺癌指南

整合肿瘤学会（Society for Integrative Oncology，SIO）制订了乳腺癌治疗期间和治疗后的整合肿瘤学干预指南，以帮助患者缓解癌症治疗引起的症状。这些指南已得到美国临床肿瘤学会（American Society for Clinical Oncology，ASCO）的认可[34]。这些干预措施的证据水平分级建议改编自美国预防服务工作组[35]，见框 6-1。

框 6-1　SIO 指南中使用的推荐分级系统[35]	
分　级	实践建议
A	强烈推荐，净效益可能很大
B	推荐，净效益可能为中度到大量
C	推荐给个别患者，需经过临床审查并考虑患者偏好。净效益可能较小
D	不推荐，因为可能没有净效益或危害大于益处
I	缺乏证据，无法确定效益和危害的平衡

（一）急性放射性皮肤反应
不推荐使用芦荟和透明质酸乳膏改善急性放射性皮肤反应（等级 D）。

（二）焦虑和压力减轻
推荐冥想用于减轻焦虑（等级 A）。

推荐音乐疗法用于减轻焦虑（等级 B）。

推荐压力管理用于减轻治疗期间的焦虑，但较长时间的团体项目可能比自我管理的家庭项目或较短的项目更好（等级 B）。

推荐瑜伽用于减轻焦虑（等级 B）。

可以考虑针灸、按摩和放松来减轻焦虑（等级 C）。

（三）化疗引起的恶心和呕吐

可以考虑穴位按压作为镇吐药物的补充，以控制化疗期间的恶心和呕吐（等级 B）。

可以考虑电针作为镇吐药物的补充，以控制化疗期间的呕吐（等级 B）。

可以考虑生姜和放松作为镇吐药物的补充，以控制化疗期间的恶心和呕吐（等级 C）。

不推荐使用谷氨酰胺改善化疗期间的恶心和呕吐（等级 D）。

（四）抑郁和情绪障碍

推荐冥想，特别是正念减压，用于治疗情绪障碍和抑郁症状（等级 A）。

推荐放松用于改善情绪障碍和抑郁症状（等级 A）。

推荐瑜伽用于改善情绪障碍和抑郁症状（等级 B）。

推荐按摩用于改善情绪障碍（等级 B）。

推荐音乐疗法用于改善情绪障碍（等级 B）。

可以考虑针灸、治疗性触摸和压力管理来改善情绪障碍和抑郁症状（等级 C）。

（五）疲劳

可以考虑催眠和服用人参改善治疗期间的疲劳（等级 C）。

可以考虑针灸和瑜伽改善治疗后的疲劳（等级 C）。

不推荐使用乙酰 –L– 肉碱和瓜拉纳改善治疗期间的疲劳（等级 D）。

（六）淋巴水肿

可以考虑低水平激光治疗、手动淋巴引流和加压包扎改善淋巴水肿（等级 C）。

（七）神经病变

由于潜在的危害，不推荐使用乙酰 –L– 肉碱预防乳腺癌患者化疗引起的周围神经病变（等级 H）。

（八）疼痛

可以考虑针灸、治疗性触摸、催眠和音乐疗法来管理疼痛（等级 C）。

（九）生活质量

推荐冥想用于提高生活质量（等级 A）。

推荐瑜伽用于提高生活质量（等级 B）。

可以考虑针灸、槲寄生、气功、反射疗法和压力管理来提高生活质量（等级 C）。

（十）睡眠障碍

可以考虑温和的瑜伽改善睡眠（等级 C）。

（十一）血管舒缩 / 潮热

可以考虑针灸改善潮热（等级 C）。

由于缺乏效果，不推荐使用大豆制品治疗乳腺癌患者的潮热（等级 D）。

SIO 还列出了一些证据不足不推荐使用的疗法[34]。

- 艺术疗法用于焦虑或抑郁。
- 穴位按压和针灸用于化疗引起的恶心和呕吐或神经病变。
- 催眠用于疼痛、焦虑和抑郁。
- 顺势疗法用于生活质量和辐射诱导的毒性。
- 辅酶 Q_{10} 用于抑郁和疲劳。
- 槲寄生疗法用于中性粒细胞减少。
- 植物药用于贫血。
- N– 乙酰半胱氨酸用于心肌病。

十一、总结

从上述整合肿瘤学干预研究中可以明显看出，化疗不一定是患者痛苦和疲惫的时期。有多种安全有效的干预措施可以解决治疗后的不良反应，提高癌症患者的健康和幸福感。要在所有癌症机构为患者实现个性化的整合计划，需要临床团队与患者合作，共同商定最佳计划。使用患者报告的结果测量、生命体征评估及生理、生化指标等真实世界数据对整合肿瘤学计划进行持续评估，可以帮助为个体患者完善这些计划。

参考文献

[1] Hu C, Zhang H, Wu W, Yu W, Li Y, Bai J, Luo B, Li S. Acupuncture for pain management in cancer: a systematic review and meta-analysis. Evid Based Complement Alternat Med. 2016;13:1720239.

[2] Lu W, Rosenthal DS. Acupuncture for cancer pain and related symptoms. Curr Pain Headache Rep. 2013;17(3):321.

[3] Running A, Seright T. Integrative oncology: managing cancer pain with complementary and alternative therapies. Curr Pain Headache Rep. 2012;16(4):325-31.

[4] Garcia MK, McQuade J, Haddad R, Patel S, Lee R, Yang P, Palmer JL, Cohen L. Systematic review of acupuncture in cancer care: a synthesis of the evidence. J Clin Oncol. 2013;31(7):952-60.

[5] Schroeder S, Meyer-Hamme G, Epplee S. Acupuncture for chemotherapy-induced peripheral neuropathy (CIPN): a pilot study using neurography. Acupunct Med. 2012;30(1):4-7.

[6] Zhuang L, Yang Z, Zeng X, Zhua X, Chen Z, Liu L, Meng Z. The preventive and therapeutic effect of acupuncture for radiation-induced xerostomia in patients with head and neck cancer: a systematic review. Integr Cancer Ther. 2013;12(3):197-205.

[7] Braga FP, Lemos Junior CA, Alves FA, Migliari DA. Acupuncture for the prevention of radiation-induced xerostomia in patients with head and neck cancer. Braz Oral Res. 2011;25(2):180-5.

[8] Demir M, Can G, Celek E. Effect of reiki on symptom management in oncology. Asian Pac J Cancer Prev. 2013;14(8):4931-3.

[9] Thrane S, Cohen SM. Effect of reiki therapy on pain and anxiety in adults: an in-depth literature review of randomized trials with effect size calculations. Pain Manag Nurs. 2014;15(4):897-908.

[10] Matourypour P, Vanaki Z, Zare Z, Mehrzad V, Dehghan M, Ranjbaran M. Investigating the effect of therapeutic touch on the intensity of acute chemotherapy-induced vomiting in breast cancer women under chemotherapy. Iran J Nurs Midwifery Res. 2016;21(3):255-60.

[11] Wood D, Patricolo GE. Using guided imagery in a hospital setting. Alternat Complement Ther. 2013;19(6):301-5.

[12] Carlson LE, Bultz BD. Mind-body interventions in oncology. Curr Treat Options in Oncol. 2008;9(2-3):127-34.

[13] Richardson MA, Sanders T, Palmer JL, Greisinger A, Singletary SE. Complementary/alternative medicine use in a comprehensive cancer center and the implications for oncology. J Clin Oncol. 2000;18(13):2505-14.

[14] Patricolo GE, LaVoie A, Slavin B, Richards NL, Jagow D, Armstrong K. Beneficial effects of guided imagery or clinical massage on the status of patients in a progressive care unit. Crit Care Nurse. 2017;37(1):62-9.

[15] Wyatt G, Sikorskii A, Rahbar MH, Victorson D, You M. Health-related quality-of-life outcomes: a reflexology trial with patients with advanced-stage breast cancer. Oncol Nurs Forum. 2012;39(6):568-77.

[16] Buffart LM, van Uffelen JG, Riphagen II, Brug J, van Mechelen W, Brown WJ, Chinapaw MJ. Physical and psychosocial benefits of yoga in cancer patients and survivors, a systematic review and meta-analysis of randomized controlled trials. BMC Cancer. 2012;12(1):559.

[17] Peppone LJ, Janelsins MC, Kamen C, Mohile SG, Sprod LK, Gewandter JS, Kirshner JJ, Gaur R, Ruzich J, Esparaz BT, Mustian KM. The effect of YOCAS(c)(R) yoga for musculoskeletal symptoms among breast cancer survivors on hormonal therapy. Breast Cancer Res Treat. 2015;150(3):597-604.

[18] Milbury K, Chaoul A, Engle R, Liao Z, Yang C, Carmack C, Shannon V, Spelman A, Wangyal T, Cohen L. Couple-based Tibetan yoga program for lung cancer patients and their caregivers. Psycho-

Oncology. 2015;24(1):117-20.

[19] Cramer H, Lange S, Klose P, Paul A, Dobos G. Yoga for breast cancer patients and survivors: a systematic review and meta-analysis. BMC Cancer. 2012;12(1):412.

[20] Rao RM, Raghuram N, Nagendra HR, Usharani MR, Gopinath KS, Diwakar RB, Patil S, Bilimagga RS, Rao N. Effects of an integrated yoga program on self-reported depression scores in breast cancer patients undergoing conventional treatment: a randomized controlled trial. Indian J Palliat Care. 2015;21(2):174-81.

[21] Strasser B, Steindorf K, Wiskemann J, Ulrich CM. Impact of resistance training in cancer survivors: a meta-analysis. Med Sci Sports Exerc. 2013;45(11):2080-90.

[22] Phillips SM, Alfano CM, Perna FM, Glasgow RE. Accelerating translation of physical activity and cancer survivorship research into practice: recommendations for a more integrated and collaborative approach. Cancer Epidemiol Biomark Prev. 2014;23(5):687-99.

[23] Alfano CM, Molfino A, Muscaritoli M. Interventions to promote energy balance and cancer survivorship: priorities for research and care. Cancer. 2013;119(11):2143-50.

[24] McNeely ML, Campbell KL, Rowe BH, Klassen TP, Mackey JR, Courneya KS. Effects of exercise on breast cancer patients and survivors: a systematic review and meta-analysis. CMAJ. 2006;175(1):34-41.

[25] Capozzi LC, Lau H, Reimer RA, McNeely M, Giese-Davis J, Culos-Reed SN. Exercise and nutrition for head and neck cancer patients: a patient oriented, clinic-supported randomized controlled trial. BMC Cancer. 2012;12:446-55.

[26] Johnsson A, Demmelmaier I, Sjövall K, et al. A single exercise session improves side-effects of chemotherapy in women with breast cancer: an observational study. BMC Cancer. 2019;19:1073.

[27] Ben-Arye E, Schiff E, Levy M, et al. Barriers and challenges in integration of anthroposophic medicine in supportive breast cancer care, vol. 2. Cham: Springer; 2013. p. 364.

[28] Nagashima Y, Igaki M, Suzuki A, Tsuchiya S, Yamazaki Y, Hishinuma M, et al. Application of a heat- and steam-generating sheet increases peripheral blood flow and induces parasympathetic predominance. Evid Based Complement Alternat Med. 2011;2011:965095.

[29] Huber R, Weisser S, Luedtke R. Effects of abdominal hot compresses on indocyanine green elimination-a randomized cross over study in healthy subjects. BMC Gastroenterol. 2007;7:27.

[30] Saboonchi F, Petersson LM, Wennman-Larsen A, Alexanderson K, Vaez M. Trajectories of anxiety among women with breast cancer: a proxy for adjustment from acute to transitional survivorship. J Psychosoc Oncol. 2015;33(6):603-19.

[31] Dieli-Conwright CM, Courneya KS, Demark-Wahnefried W, Sami N, Lee K, Sweeney FC, et al. Aerobic and resistance exercise improves physical fitness, bone health, and quality of life in overweight and obese breast cancer survivors: a randomized controlled trial. Breast Cancer Res. 2018;20(1):124.

[32] Liu W, Liu J, Ma L, et al. Effect of mindfulness yoga on anxiety and depression in early breast cancer patients received adjuvant chemotherapy: a randomized clinical trial. J Cancer Res Clin Oncol. 2022;148:2549-60.

[33] Shalom-Sharabi I, Samuels N, Lavie O, et al. Effect of a patient-tailored integrative medicine program on gastro-intestinal concerns and quality of life in patients with breast and gynecologic cancer. J Cancer Res Clin Oncol. 2017;143:1243-54.

[34] Greenlee H, DuPont-Reyes MJ, Balneaves LG, Carlson LE, Cohen MR, Deng G, Johnson JA, Mumber M, Seely D, Zick SM, Boyce LM, Tripathy D. Clinical practice guidelines on the evidence-based use of integrative therapies during and after breast cancer treatment. CA Cancer J Clin. 2017;67:194-232. https://doi.org/10.3322/caac.21397.

[35] U.S preventive services task force. Grade Definitions. 2018.

第 7 章　放疗：何时、何种方式及如何进行

Radiotherapy, When, What and How

虞凯杰　蔡仕彬　**译**　　陈述政　**校**

一、放疗与乳房重建

在被诊断患有乳腺癌的患者中，高达 40% 的人会接受乳房切除术，约 50% 的人选择进行乳房重建[1]。乳房切除术后通常被推荐行术后辅助放疗（post-mastectomy radiotherapy，PMRT），然而，放疗可能会对重建的乳房造成外观方面的影响，罕见的情况包括乳房组织丧失和纤维化。现代放疗技术将放疗疗程分散在更长时间内进行，有助于减少这些并发症。考虑到乳房切除术对女性自我形象的影响，鼓励患者进行乳房重建[2, 3]。关于重建类型的选择，无论是植入式乳房重建还是自体组织乳房重建，都应与患者共同讨论做出决策，尊重她们的偏好，同时认识到放疗对重建乳房的影响，但目前缺乏长期的随访数据[4]。

二、放射性纤维化

放射性纤维化是一种难以治疗的病症，需要多学科协作的治疗方法，涉及皮肤与伤口护理专家、物理治疗与瘢痕修复，以及疼痛与心理干预。物理治疗通常包括一系列关节活动度训练，以改善肢体活动范围、减少挛缩，还包括按摩。高压氧对纤维化并未显示出显著疗效[5]。槲皮素是一种具有抗炎活性的生物类黄酮，在动物研究中显示出一定积极效果，但尚未在人体中进行试验，因此不推荐使用[5]。其他对放射性皮肤毒性显示出良好效果的物质包括姜黄素，但还需要更多研究来证实其功效[6, 7]。放疗后皮肤毛细血管扩张也很常见，脉

冲染料激光仅在小规模研究中显示出一定益处。由于采用了靶向放疗及对剂量分割的更合理选择，有望降低乳腺放疗后皮肤纤维化及其他严重并发症的发生率。

三、反射疗法用于放疗引起的疲劳和焦虑

反射疗法在乳腺癌患者中似乎在减少焦虑和提高生活质量方面具有积极作用，特别是在姑息癌症患者中[8-13]。反射疗法在其他癌症中也观察到了积极效果，包括肺癌和胃肠道癌症[14]。只有一项大规模的反射疗法随机研究（n=385）支持其对晚期乳腺癌姑息治疗患者的癌症相关症状管理和身体状况改善的有效性[15, 16]。一项较小的研究将 58 例乳腺癌患者在放疗期间和放疗后分为反射疗法组或标准治疗组（无反射疗法）。反射疗法减少了疲劳和疼痛的发生，并改善了乳腺癌患者在放疗期间的睡眠质量和总体生活质量[17]。另一项研究表明，足部反射疗法和温水足浴可减轻接受乳房放疗患者的疲劳。反射疗法是一种低成本、安全的干预措施，可减少癌症患者放疗的不良反应[18]。

四、放疗期间的整合肿瘤学干预

（一）引导想象

引导想象是整合肿瘤学工具包的一部分。一项针对接受乳腺癌放疗患者的研究旨在确定引导想象的益处，该研究采用了血压、呼吸频率、脉搏率和皮肤温度等指标，以及用于生活质量评估的 EQ-5D 问卷[19]。与基线相比，所有参数都有统计学上的显著改善，呼吸频率、脉搏率、收缩压和舒张压均降低[19]。皮肤温度升高，表明毛细血管血流改善（交感神经反应减少）。86% 的患者认为这些疗程有帮助，100% 的患者会向他人推荐引导想象[19]。

（二）正念

一项针对 172 例早期乳腺癌女性的随机研究将患者分为正念干预组和常规护理组。接受干预的患者表现出更高的幸福感和应对策略水平，以及更低的焦虑和抑郁水平[20]。第一项评估正念干预对接受放疗的乳腺癌女性影响的随机对照试验表明，在 4 个月时，16 项心理社会因素结果有显著改善[21]。通过培养社

会和情感意识、改善呼吸和减轻压力，患者的生活质量也得到了改善[21]。

（三）瑜伽

在接受辅助放疗的乳腺癌门诊患者中，瑜伽练习是一种安全有效的方法，可以减少癌症和治疗相关的不良反应。一项Ⅱ期研究表明，与对照组相比，瑜伽组的焦虑、抑郁、感知压力、早上 6 点唾液皮质醇和混合平均皮质醇水平均降低[22]。

另一项研究评估了瑜伽对接受放疗的乳腺癌女性的生活质量和心理社会结果的影响。在放疗的 6 周内，每 2 周教授一次瑜伽课程。与对照组相比，瑜伽组在放疗后 1 周报告的总体健康感知和身体功能评分明显更好；在放疗后 1 个月，侵入性思维水平更高；在放疗后 3 个月，生活质量的益处更大[23]。

（四）音乐疗法

音乐疗法对乳腺癌放疗期间的疲劳有积极影响，疲劳是放疗治疗最常见的并发症之一，并且可能长期持续。个体音乐疗法可能有效减轻与癌症相关的疲劳和抑郁症状，并提高接受乳腺癌放疗女性的生活质量[24]。还需要更多的研究来确定音乐疗法对疲劳的影响。

（五）治疗性触摸

一项研究观察了治疗性触摸（healing touch，HT）对接受放疗的乳腺癌患者的影响，在放疗期间每周进行一次 45min 的 HT 或假治疗。结果指标包括疲劳、生活质量、焦虑和抑郁。两组在疲劳和 QoL 方面没有统计学上的显著差异[25]。还需要更多的研究来确定这种疗法作为整合肿瘤学工具包一部分的有效性。

（六）气功

气功通常能改善癌症患者的生活质量，因此在以下研究中评估了其对接受乳腺癌放疗患者的影响。96 例女性被随机分为气功组和对照组，前者在 5～6 周内每周参加课程，结果指标包括抑郁症状、疲劳、睡眠障碍和总体生活质量。随着时间的推移，气功组患者的抑郁症状比对照组患者少。在放疗开始时抑郁症状较重的患者中，气功组与对照组相比，疲劳感减轻，总体 QoL 更好，这些发现具有临床意义。在睡眠障碍方面没有观察到显著差异。气功可能会改善接受乳腺癌放疗患者的生活质量，对于放疗开始时抑郁症状较多的患者，益处更

为明显 [26]。

（七）极性疗法

极性疗法（polarity therapy，PT）是一种能量疗法，已被证明可减少接受放疗的患者的癌症相关疲劳（cancer-related fatigue，CRF）。一项小型随机临床试验评估了 PT 对 CRF 的疗效，并与积极对照（按摩）和被动对照（标准护理）在接受乳腺癌放疗的癌症患者中进行了比较。研究结果表明，与按摩相比，PT后 CRF 降低，对生活质量有小的积极影响。患者的反馈表明，改良按摩和 PT治疗对乳腺癌放疗患者都有用 [27]。PT 是一种非侵入性和安全的疗法，似乎对管理 CRF 有效，但还需要进一步的研究来进一步确定这种疗法。

五、总结

放疗是乳腺癌整体治愈性治疗的重要组成部分。放疗在疲劳和慢性皮肤状况方面的后果往往被低估。目前没有很好的药物方法来治疗放疗后的疲劳，而整合肿瘤学干预在这方面有很大的帮助。患者不需要尝试所有的方法，但根据个人价值观和偏好，每个人都有适合自己的治疗选择。临床医生应与患者合作，确定他们的需求，并探索安全的治疗方案来管理放疗并发症。

参考文献

[1] Greenberg CC, Lipsitz SR, Hughes ME, et al. Institutional variation in the surgical treatment of breast cancer: a study of the NCCN. Ann Surg. 2011;254:339-45.

[2] Atisha D, Alderman AK, Lowery JC, et al. Prospective analysis of long-term psychosocial outcomes in breast reconstruction: two-year postoperative results of the Michigan breast reconstruction outcomes study. Ann Surg. 2008;247:1019-28.

[3] Veronesi P, Ballardine B, De Lorenzi F, et al. Immediate breast reconstruction after mastectomy. Breast. 2011;20:S104-7.

[4] Shah C, Kundu N, Arthur D, et al. Radiation therapy following Postmastectomy reconstruction: a systematic review. Ann Surg Oncol. 2013;20:1313-22.

[5] Bray FN, Simmons BJ, Wolfson AH, et al. Acute and chronic cutaneous reactions to ionizing radiation therapy. Dermatol Ther (Heidelb). 2016;6:185-206.

[6] Ryan JL, Heckler CE, Ling M, Katz A, Williams JP, Pentland AP, Morrow GR. Curcumin for radiation

dermatitis: a randomized, double-blind, placebo-controlled clinical trial of thirty breast cancer patients. Radiat Res. 2013;180(1):34-43.

[7] Ryan Wolf J, Heckler CE, Guido JJ, et al. Oral curcumin for radiation dermatitis: a URCC NCORP study of 686 breast cancer patients. Support Care Cancer. 2018;26:1543-52.

[8] Ernst E. Is reflexology an effective intervention? A systematic review of randomised controlled trials. Med J Aust. 2009;191:263-6.

[9] Stephenson NL, Weinrich SP, Tavakolil AS. The effects of foot reflexology on anxiety and pain in patients with breast and lung cancer. Oncol Nurs Forum. 2000;27(1):67-76.

[10] Hodgson H. Does reflexology impact on cancer patients' quality of life? Nurs Stand. 2000;14(31):33.

[11] Ross CS, Hamilton J, Macrae G, Docherty C, Gould A, Cornbleet MA. A pilot study to evaluate the effect of reflexology on mood and symptom rating of advanced cancer patients. Palliat Med. 2002;16(6):544-5.

[12] Quattrin R, Zanini A, Buchini S, Turello D, Annunziata MA, Vidotti C, Colombatti A, Brusaferro S. Use of reflexology foot massage to reduce anxiety in hospitalized cancer patients in chemotherapy treatment: methodology and outcomes. J Nurs Manag. 2006;14(2):96-105.

[13] Stephenson NL. Partner-delivered reflexology: effects on cancer pain and anxiety. Oncol Nursing Forum. 2007;34(1):127-32.

[14] Tsay SL, Chen HL, Chen SC, Lin HR, Lin KC. Effects of reflexotherapy on acute postoperative pain and anxiety among patients with digestive cancer. Cancer Nurs. 2008;31(2):109-15.

[15] Sharp DM, Walker MB, Chaturvedi A, Upadhyay S, Hamid A, Walker AA, Bateman JS, Braid F, Ellwood K, Hebblewhite C, Hope T. A randomised, controlled trial of the psychological effects of reflexology in early breast cancer. Eur J Cancer. 2010;46(2):312-22.

[16] Wyatt G, Sikorskii A, Rahbar MH, Victorson D, You M. Health-related quality-of-life outcomes: a reflexology trial with patients with advanced-stage breast cancer. Oncol Nurs Forum. 2012;39(6):568.

[17] Tarrasch R, Carmel-Neiderman NN, Ben-Ami S, Kaufman B, et al. The effect of reflexology on the pain-insomnia-fatigue disturbance cluster of breast cancer patients during adjuvant radiation therapy. J Altern Complement Med. 2018;24(1):62-8.

[18] Mazloum SR, Rajabzadeh M, Mohajer S, Bahrami-Taghanaki H, Namazinia M. Comparing the effects of warm footbath and foot reflexology on the fatigue of patients undergoing radiotherapy: a randomized clinical trial. Integr Cancer Ther. 2023;22:22.

[19] Serra D, Parris CR, Carper E, Homel P, et al. Outcomes of guided imagery in patients receiving radiation therapy for breast cancer. Clin J Oncol Nurs. 2012;16(6):617-23.

[20] Henderson VP, Clemow L, Massion AO, Hurley TG, Druker S, Hebert JR. The effects of mindfulness-based stress reduction on psychosocial outcomes and quality of life in early-stage breast cancer patients: a randomized trial. Breast Cancer Res Treat. 2012;131:99-109.

[21] Henderson VP, Massion AO, Clemow L, Hurley TG, Druker S, Hébert JR. A randomized controlled trial of mindfulness-based stress reduction for women with early-stage breast cancer receiving radiotherapy. Integr Cancer Ther. 2013;12(5):404-13.

[22] Raghavendra RM, Vadiraja HS, Nagarathna R, et al. Effects of a yoga program on cortisol rhythm and mood states in early breast cancer patients undergoing adjuvant radiotherapy: a randomized controlled trial. Integr Cancer Ther. 2009;8(1):37-46.

[23] Chandwani KD, Thornton B, Perkins GH. Yoga improves quality of life and benefit finding in women undergoing radiotherapy for breast cancer. J Soc Integr Oncol. 2010;8(2):p43-55.

[24] Alcântara-Silva TR, de Freitas-Junior R, Freitas NMA, et al. Music therapy reduces radiotherapy-induced fatigue in patients with breast or gynecological cancer: a randomized trial. Integr Cancer

Ther. 2018;17(3):628-35.

[25] FitzHenry F, Wells N, Slater V, Dietrich MS, Wisawatapnimit P, Chakravarthy AB. A randomized placebo-controlled pilot study of the impact of healing touch on fatigue in breast cancer patients undergoing radiation therapy. Integr Cancer Ther. 2014;13(2):105-13.

[26] Chen Z, Meng Z, Milbury K, Bei W, Zhang Y, Thornton B, Liao Z, Wei Q, Chen J, Guo X, Liu L, McQuade J, Kirschbaum C, Cohen L. Qigong improves quality of life in women undergoing radiotherapy for breast cancer. Cancer. 2013;119:1690-8.

[27] Mustian KM, Roscoe JA, Palesh OG, et al. Polarity therapy for cancer-related fatigue in patients with breast cancer receiving radiation therapy: a randomized controlled pilot study. Integr Cancer Ther. 2011;10(1):27-37.

蔡依依　蔡仕彬　译　　陈述政　校

一、ER 阳性乳腺癌内分泌（激素）治疗方案简述

在绝经前的早期 ER 阳性乳腺癌患者中，内分泌治疗（hormone therapy，HT）的一线方案通常是使用选择性雌激素受体调节剂（selective oestrogen receptor modulators，SERM），如他莫昔芬，可联合或不联合促性腺激素释放激素激动药（gonadotrophin-releasing hormone agonist，GnRHa）类似物（如戈舍瑞林）注射进行卵巢功能抑制（ovarian function suppression，OFS）[1]。在绝经后患者中，标准内分泌治疗通常从芳香化酶抑制药（aromatase inhibitors，AI）开始，如依西美坦、来曲唑、阿那曲唑，但如果患者对 AI 耐受性差，或者存在其他使用禁忌或注意事项，也可选用他莫昔芬。考虑到 AI 联合绝经状态会增加骨质疏松风险，通常会使用双膦酸盐类药物（如唑来膦酸）进行骨保护。理想情况下，患者在开始使用 AI 前应进行双能 X 线吸收法（dual-energy X-ray absorptiometry，DEXA）骨密度基线评估，并持续监测。虽然上述是一般的治疗原则，但在适当情况下，绝经前女性也可采用 AI 联合 OFS 的治疗方案。

上述方案也用于转移性 ER 阳性乳腺癌的内分泌治疗，此外还会添加氟维司群作为选择性雌激素受体降解剂（selective oestrogen receptor degrader，SERD）。氟维司群起效较慢，通常与其他疗法联合使用。例如，在绝经前女性中，它可与 OFS 联合使用；无论绝经状态如何，它都可与细胞周期蛋白依赖性激酶 4/6（CDK4/6）抑制药联合使用[2]。在疾病进展期，氟维司群或依西美坦可与依维莫

司联合,后者是一种哺乳动物雷帕霉素靶蛋白(mTOR)抑制药;若检测到磷脂酰肌醇 3-激酶(phosphoinositide 3-kinase,PI3K)基因突变,氟维司群可与阿培利司联合,阿培利司是一种 PI3K 抑制药[2]。这些联合用药会扩大内分泌治疗的不良反应范围,带来更多毒性,如阿培利司会导致高血糖,这需要额外的管理措施,并会影响治疗耐受性和持续时间[3]。

二、内分泌治疗的不良反应

内分泌治疗相关的常见不良反应是出现绝经症状或使绝经症状加重,而绝经期激素治疗(menopausal hormone therapy,MHT)不能用于缓解这些症状。绝经会对人的心理和身体产生影响,以下是一些常见症状[4, 5]。

1. 心理健康症状

(1) 情绪变化:如抑郁、焦虑、情绪波动和自卑。

(2) 记忆力或注意力问题,如脑雾,也可能表现为找词困难。

2. 身体症状

(1) 血管舒缩症状 (vasomotor symptom,VMS):如潮热、盗汗,他莫昔芬治疗时这些症状往往尤为明显。

(2) 失眠。

(3) 心悸。

(4) 头痛和偏头痛加重。

(5) 肌肉酸痛和关节疼痛。

(6) 体型改变和体重增加:尤其是腹部周围。

(7) 皮肤变化:包括皮肤干燥和瘙痒。

(8) 性欲减退。

(9) 外阴阴道萎缩:表现为阴道干燥、性交时疼痛、瘙痒或不适。

(10) 复发性尿路感染。

上述绝经症状在使用 AI、他莫昔芬和氟维司群时都可能出现,而且在使用 OFS 或手术绝经后,症状可能迅速出现。此外,不同药物类别的风险也有所不同。

他莫昔芬：静脉血栓栓塞（venous thromboembolism，VTE），如深静脉血栓或肺栓塞风险增加 2～7 倍，子宫内膜癌风险增加，还有新的数据表明非酒精性脂肪肝（non-alcoholic fatty liver disease，NAFLD）或代谢功能障碍相关脂肪肝（metabolic dysfunction-associated steatotic liver disease，MASLD）风险也会增加 [6-9]。

芳香化酶抑制药：骨密度降低，表现为骨质减少或骨质疏松，骨质疏松性骨折风险增加；出现肌肉骨骼症状，如芳香化酶抑制药诱导的关节痛（aromatase inhibitor-induced arthralgia，AIA），表现为关节疼痛和肌肉酸痛；代谢综合征、心绞痛和心肌梗死风险增加 [10-12]。

氟维司群：食欲减退、肌肉骨骼症状、胃肠道症状（尤其是腹泻、恶心、呕吐）、VTE 风险增加 [13]。

在管理 ER 阳性乳腺癌内分泌治疗患者不良反应的同时，我们也必须考虑采取干预措施来支持患者心血管健康和骨骼健康，以改善长期健康结果。一般来说，更年期期间罹患心血管疾病（cardiovascular disease，CVD）的风险会增加，而乳腺癌幸存者也被证明具有更高的 CVD 风险，尤其是那些接受 AI 治疗的患者 [14-16]，与使用他莫昔芬相比，使用 AI 的患者 CVD 风险可能更高 [17]。不过，通过饮食和运动干预，可降低 CVD 风险增加导致的死亡风险 [18, 19]。长期来看，接受具有心脏毒性的化疗药物（如蒽环类药物、HER2 靶向治疗药物）和之前的左侧胸壁放疗患者，也需要密切关注心脏毒性和心脏保护问题 [20]。第 15 章将进一步介绍整合肿瘤学中管理 CVD 风险的方法。

长期使用内分泌治疗（早期乳腺癌患者通常需接受 5～10 年）会带来持续且多样的不良反应，并影响患者对内分泌治疗的依从性，进而影响生存与结局 [21]。事实上，内分泌治疗的长期停药率往往比人们想象得更高，不同研究中的停药率为 24%～50%，甚至更高 [22, 23]。定性研究表明，内分泌治疗患者日常发生的不良反应对于患者的身体功能、心理健康、整体生活质量、人际关系和工作都有显著影响 [24]。由于无法使用系统性 HRT，并且患者对其他替代药物（如抗抑郁药、可乐定或加巴喷丁）的耐受性往往较差，临床医生对此治疗手段有限，这使医患双方都感到沮丧。采用整合肿瘤学方法有助于缓解内分泌治疗的不良反应和长期后遗症，提高 ER 阳性乳腺癌患者的治疗依从性、临床疗效和生活质量。

以下听听定性研究中的来自患者心声[24]。

"它（内分泌治疗）让你无法正常生活。你经历了手术、化疗，然后还要服用激素药物。当你想要回归正常生活时，这些药物却不允许。"

"我有两三个孙子孙女。我很喜欢孩子……所以，当我看到他们时，我想和他们一起玩……但身体却不允许。这真的让我很难过。"

"我变得更健忘了。我在工作上要付出更多努力，才能完成以前轻松就能完成的工作。我更难集中注意力、保持专注、清晰思考和记住所有事情。"

"有些日子，我全身都疼……那种疼痛让你不知道具体是哪里在痛……真的很痛苦……你只能尽量不动，这样才不会那么疼。你没法做饭、打扫，甚至洗澡都不行，因为……全身都疼。"

"我希望能得到更多关于不良反应的信息，以便做好准备。我得到了很多关于化疗不良反应及应对方法的信息，但我没想到激素治疗也会有不良反应。"

三、他莫昔芬的代谢过程

他莫昔芬属于选择性雌激素受体调节剂类药物，这意味着这类药物在与雌激素受体相互作用时，具有组织选择性的雌激素受体激动（激活）或拮抗（抑制）活性。例如，他莫昔芬在乳腺中起拮抗作用，但在子宫内膜中起激动作用，从而增加子宫内膜增生和子宫内膜癌的风险[25]。

他莫昔芬主要作为一种前体药物发挥作用，它通过 CYP2D6 和 CYP3A4/5 代谢成为其主要活性代谢产物 Endoxifen（4-OH-N- 去甲基他莫昔芬）。Endoxifen 是由他莫昔芬的初级代谢产物 N- 去甲基他莫昔芬（N-desmethyltamoxifen，NDT）经 CYP2D6 依赖的生物转化产生的次级代谢产物，其抗雌激素作用比他莫昔芬强得多[26]。几年前，CYP2D6 药物遗传学被认为可能影响他莫昔芬的疗效，这在该领域引起了广泛关注，但这一研究领域在临床上尚未产生显著影响[27]。采用更全面的方法可能会更有成效，包括分析 CYP2D6 和 CYP3A4/5 的联合基因型，以及关注这些酶的抑制剂或诱导剂的联合使用，因为它们可能是混杂因素。

鉴于他莫昔芬会代谢为 Endoxifen，在使用膳食补充剂和草药时，其相互作用需要仔细排查，应避免使用 CYP3A4/A5 和 CYP2D6 抑制药，包括像葡萄柚这样常见的饮食成分。另一个例子是，高剂量的姜黄素补充剂已被证明会降低 Endoxifen 水平，因此不应与他莫昔芬同时使用，不过正常饮食中的姜黄素含量不太可能产生同样的影响 [28]。CYP3A4 诱导药可能促进他莫昔芬代谢为 Endoxifen，只要它们不抑制 CYP2D6 或与其他药物相互作用，并且不会增加不良反应负担，就可以考虑使用。

褪黑素和他莫昔芬之间可能存在潜在的协同作用，这需要在联合用药方案和新型药物偶联物的持续研究中进一步探索 [29, 30]。一项针对 14 例转移性乳腺癌（metastatic breast cancer，MBC）患者的 2 期试验中，这些患者在使用他莫昔芬病情稳定后出现进展或无反应，试验中给予他们 20mg 褪黑素联合他莫昔芬治疗 [31]。结果显示，14 例患者中有 4 例（28.5%）达到部分缓解，中位缓解持续时间为 8 个月。所有患者对该治疗的耐受性良好。大多数患者并未出现他莫昔芬毒性增强的情况，反而焦虑症状得到缓解。IGF-1 是一种对乳腺癌有重要影响的生长因子，在联合使用褪黑素和他莫昔芬治疗后，患者血清中 IGF-1 的平均水平显著下降，并且在治疗有效的患者中下降幅度更大。鉴于褪黑素在乳腺癌中的广泛作用机制（图 8-1），以及最近一项随机对照试验表明 20mg 褪黑素在新辅助化疗期间具有神经保护作用 [32]，这是一个值得进一步研究的有前景的领域。

四、芳香化酶抑制药：额外的挑战

芳香化酶抑制药诱导的关节痛（aromatasc inhibitor induced arthralgia，AIA）和芳香化酶抑制药诱导的骨质流失（aromatase inhibitor-induced bone loss，AIBL）是影响这类药物使用的重要问题。

对于 AIA，大多数传统治疗方法围绕镇痛、更换 AI 类别或品牌（不同 AI 品牌中的辅料选择可能会影响不良反应的严重程度），以及考虑使用他莫昔芬作为替代药物。整合肿瘤学中管理 AIA 的方法包括以下几种。

1. 近期，国际整合肿瘤学会 – 美国临床肿瘤学会疼痛指南特别针对 AIA 推

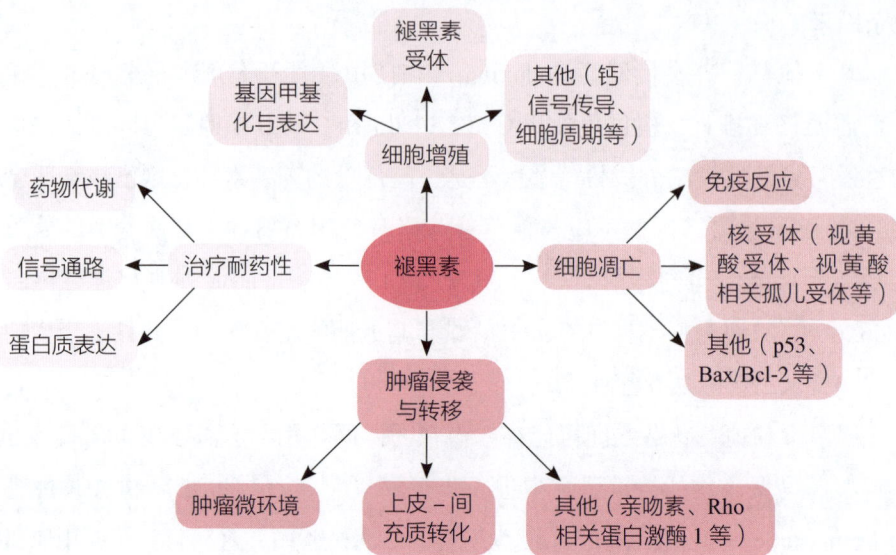

▲ 图 8-1　褪黑素在乳腺癌发生发展中的作用（引自 [33]）

荐针灸治疗 [34]，证据质量为中等，推荐强度为中度，这在近期一项系统评价和网状 Meta 分析中得到了证实 [35]。此外，还对瑜伽给出了弱推荐，证据质量较低。对于一般的肌肉骨骼疼痛，具有中等质量证据和中等推荐强度的额外建议包括针灸和反射疗法，对按摩和瑜伽的推荐强度较低 [34]。

2. 体育活动也可能在 AIA 管理中发挥作用。2020 年一项对 9 项研究（ n=743 ）的 Meta 分析表明，运动可以缓解肌肉骨骼症状并改善生活质量。2020 年的 Cochrane 综述对此观点不太支持，但该综述仅纳入了 7 项研究，共 400 名参与者，分析可能存在统计效力不足的问题 [37]。

3. 补充剂：目前没有强有力的证据表明单一的天然产品能缓解 AIA 症状，但有几种补充剂正在研究中 [35]。

(1) 一般来说，维生素 D 补充剂被证明无效，但将维生素 D 水平从缺乏状态提升至血液中 165nmol/L 或更高，可能会显著减轻疼痛 [38, 39]。血清维生素 D 水平低于 50ng/ml 或 125nmol/L 时，对缓解 AIA 症状的效果不明显 [40]。

(2) ω-3 脂肪酸可能会减轻肥胖患者的 AIA 症状，但对更广泛人群的益处尚不明确 [41-43]。

(3) 单一干预性研究包括以下内容。

一项为期 24 周、1500mg 氨基葡萄糖和 1200mg 硫酸软骨素的 2 期开放标签单臂研究表明，该疗法可使 AIA 症状适度改善，不良反应极小，并且不影响雌二醇水平 [44]。

最近一项针对 48 例患者的随机对照试验显示，每天饮用 1 盎司（约 28.41ml）稀释后的酸樱桃浓缩汁，持续 6 周，其能显著减轻疼痛的效果 [45]。

联合干预措施，如含有二十碳五烯酸（EPA）/ 二十二碳六烯酸（DHA）/ 羟基酪醇 / 姜黄素的组合产品，以及富含多酚的制剂，都显示出缓解疼痛的益处 [35, 46, 47]，但仍需进一步研究。

有趣的是，关节痛、疲劳和失眠这三种症状可能与 AI 治疗患者体内炎症生物标志物水平升高有关 [48, 49]。这是一个可以通过天然产物有效干预的领域，非常适合在进一步精心设计的试验中进行探索。

对于 AIBL，通常根据个体情况使用双膦酸盐或地诺单抗作为预防性骨保护治疗。大多数指南还建议，如果骨密度测得 T 值低于 –2，应补充钙和维生素 D，但需要考虑饮食摄入量、不同钙制剂的吸收情况（例如，与枸橼酸钙相比，服用胃酸抑制药的患者对碳酸钙的吸收较差），以及根据个人基因、种族、日常日照情况和其他新出现的因素（如胃肠道微生物群）导致的个体需求差异，个性化地补充维生素 D 以达到目标血药浓度 [50-54]。除了常规建议外，摄入足够的镁和维生素 K_2 也很重要 [55]，因为镁在维生素 D 代谢和骨基质中起着重要作用 [56, 57]。此外，安全的负重运动对骨骼保护至关重要，应避免吸烟及减少或避免饮酒，因为这些是骨质疏松症的常见风险因素 [58]。进一步的研究需应用多模式联合方法，结合适当天然产物成分和剂量，以及使用有前景的新方法（如益生菌调节肠 – 骨轴）[59, 60]，可以为未来 AIBL 的治疗提供更多支持选择。

五、整合肿瘤学对 ER 阳性乳腺癌更年期症状的支持

在讨论更年期症状管理时，从第 4 章所述基础生活方式的医学角度入手非常重要。虽然目前没有针对 ER 阳性乳腺癌和缓解绝经症状的特定营养和运动指南，但欧洲男女更年期学会（European Menopause and Andropause Society，

EMAS）的声明推荐"地中海饮食促进绝经健康"[61]。这种饮食模式可能改善血管舒缩症状和心血管疾病风险因素，如血压、胆固醇和血糖水平，还能缓解一般绝经人群的抑郁症状和情绪变化[61, 62]。长期坚持地中海饮食有助于维持健康体重，降低心血管疾病风险和相关死亡率，提高骨密度，预防认知能力下降，并降低全因死亡率[61, 63, 64]。这一推荐是一个良好的开端，但并不意味着地中海饮食是绝经期间唯一有益的饮食模式，只是它有最充分的证据支持。不同文化中的许多饮食模式都可能符合要求，这些模式以全食物为基础，具有抗炎作用，富含植物营养素、抗氧化剂、膳食纤维和健康脂肪。除了地中海饮食，还应研究其他所谓的"谨慎"饮食模式，以提供更多样化的选择。

除了营养等关键基础外，根据世界卫生组织和世界癌症研究基金会的指南，定期进行包含有氧和抗阻训练等多种身体活动成分的运动也至关重要。如前所述，第4章中的建议可能需要根据治疗史（如手术影响）、当前症状（如 AIA）、任何并发症及个人偏好进行调整。在多学科团队护理的背景下，可根据具体情况考虑寻求物理治疗师、癌症运动专家和瑜伽治疗师等专业人员的支持。

对于在治疗过程中受情绪变化影响的 ER 阳性乳腺癌患者，心理–情感健康支持应包括心理肿瘤学干预，并在缺乏内分泌治疗特定指南的情况下，考虑 SIO-ASCO 近期指南中涵盖的整合肿瘤学支持选项来缓解焦虑和抑郁症状（见第4章）。

接下来谈谈睡眠问题，失眠是许多接受内分泌治疗、生活方式干预过程中和接受整合肿瘤学（integrative oncology，IO）干预措施的乳腺癌幸存者所面临的一个重大问题[65, 66]。尽管现有证据有限，但认知行为疗法治疗失眠、规律的体育活动、针灸（包括耳针）、瑜伽、太极和气功，以及褪黑素都可作为辅助整合肿瘤学干预措施，都已显示出改善睡眠的益处[67-75]。虽然尚未在接受内分泌治疗的 ER 阳性乳腺癌患者进行睡眠相关的正式研究，但鉴于其并没有危害，可以讨论关于睡眠健康指南和调节光照可以促进正常昼夜节律（早晨接受自然光照，睡前限制蓝光暴露）做法[76]。对接受内分泌治疗的患者还需要进一步研究，在支持恢复性睡眠的人群中，评估草药和天然产品的效果。

下面讨论从生活方式方面管理特殊的绝经症状，针对血管舒缩症状，医学上常规选择包括抗抑郁药，尤其是 5- 羟色胺去甲肾上腺素再摄取抑制药（serotonin and noradrenaline reuptake inhibitor，SNRI）、可乐定或加巴喷丁，但效果各异[77]。一个令人振奋的新进展是神经激肽 -3 受体（neurokinin-3 receptor，NK3R）拮抗药非唑奈坦获批，这扩大了 VMS 的药物治疗选择，但需要注意的是，该药物尚未在 ER 阳性乳腺癌患者中进行专门研究[78]。根据个人偏好和需求，在管理 VMS 时可考虑以下整合肿瘤学方法作为辅助手段[77, 79]。

1. 减重：至少减重 10%（根据当前人体测量指标确定是否合适）有助于减轻 VMS[80]，鉴于肥胖的乳腺癌患者乳腺癌相关死亡率增加 35%，全因死亡率增加 41%，减重还可能对长期预后产生积极影响[81]。

2. 认知行为疗法（cognitive behavioural therapy，CBT）：可减轻乳腺癌幸存者的绝经期症状及潮热、盗汗对患者的影响，并且具有较好的成本效益。

3. 医学催眠：两项随机对照试验表明，医学催眠对缓解 VMS 症状有益。

4. 瑜伽和针灸：可能会降低血管舒缩症状的发生频率和严重程度。一项随机对照试验表明，针灸治疗的效果与文拉法辛相当[82]。

5. 各种草药方法，从黑升麻到中草药（Chinese herbal medicine，CHM），也被研究用于缓解 VMS 和更广泛的更年期症状，但没有足够和有力证据被特别推荐。尽管根据人类研究及专业医师的处方和供应，黑升麻可能不再带有肝毒性和 ER+ 乳腺癌安全性的担忧污名，但其对血管舒缩症状的效果迄今为止似乎较为有限，主要集中在缓解夜间盗汗，并对心理层面的更年期症状有更多影响[83-85]。针对 ER 阳性乳腺癌患者（而非一般更年期人群）的草药产品，进一步开展设计良好的研究非常重要，以明确其风险与收益，并为临床实践和个性化建议提供指导。

除了阴道镜检查外，积极管理外阴阴道萎缩对于接受内分泌治疗的患者的生活质量和症状缓解非常重要。每天使用阴道保湿剂（vaginal moisturiser，VM），并在性行为前和性行为期间根据需要使用润滑剂，可以帮助缓解症状，是更年期泌尿生殖综合征的一线治疗方法[86]。优先选择不含任何内分泌干扰化学物质（EDC）的产品，例如，在英国国家药品目录中列出的 YES 阴道保湿剂和润滑剂（截至出版时）。对于 ER 阳性乳腺癌患者而言，在内分泌治疗开始时尽早同时开具阴道保湿剂和润滑剂，应是支持整体生活质量和性健康的重要考量[86]。在他莫昔芬使用者中，局部低剂量雌激素制剂的使用通常被认为是可接受的（首选雌三醇，因其是一种效力较低的雌激素形式），而关于芳香化酶抑制药使用者使用阴道雌激素制剂的证据存在一些矛盾且快速的变化，可能对复发风险有潜在影响，但对死亡率没有影响[87, 88]。在适当的患者中，可以考虑更广泛的选择，包括阴道内脱氢表雄酮和物理疗法，但需仔细讨论风险效益及当前支持性证据在 ER 阳性乳腺癌中的局限性[89, 90]。

六、总结

ER 阳性乳腺癌患者在内分泌治疗期间或之后出现更年期症状的管理，应建立在坚实的生活方式基础之上，这些良好的生活方式也可更广泛改善患者的长期结局，包括心血管疾病风险和骨骼健康，并且以特定的循证整合肿瘤学模式来针对关键症状，这些症状在治疗和个体患者之间可能存在显著差异。至关重要的是，作为临床医生，如果我们希望提高药物依从性和长期结果，并在晚期癌症和生存期间提高患者的生活质量，我们能够为那些可能需要长期接受治疗并受内分泌治疗不良反应影响的患者提供更多的症状管理选择。

参考文献

[1] Cardoso F, Kyriakides S, Ohno S, Penault-Llorca F, Poortmans P, Rubio IT, et al. Early breast cancer: ESMO clinical practice guidelines for diagnosis, treatment and follow-up†. Ann Oncol. 2019;30(8):1194-220. https://doi.org/10.1093/annonc/mdz173.

[2] Gennari A, André F, Barrios CH, Cortés J, de Azambuja E, DeMichele A, et al. ESMO clinical practice guideline for the diagnosis, staging and treatment of patients with metastatic breast cancer. Ann Oncol. 2021;32(12):1475-95. https://doi.org/10.1016/j.annonc.2021.09.019.

[3] Tankova T, Senkus E, Beloyartseva M, Borštnar S, Catrinoiu D, Frolova M, et al. Management strategies for hyperglycemia associated with the α -selective PI3K inhibitor Alpelisib for the treatment of breast cancer. Cancers (Basel). 2022;14(7):1598. https://doi.org/10.3390/cancers14071598.

[4] Santoro N, Roeca C, Peters BA, Neal-Perry G. The menopause transition: signs, symptoms, and management options. J Clin Endocrinol Metab. 2021;106(1):1-15. https://doi.org/10.1210/clinem/dgaa764.

[5] Talaulikar V. Menopause transition: physiology and symptoms. Best Pract Res Clin Obstet Gynaecol. 2022;81:3-7. https://doi.org/10.1016/j.bpobgyn.2022.03.003.

[6] Krauss K, Stickeler E. Endocrine therapy in early breast cancer. Breast Care (Basel). 2020;15(4):337-46. https://doi.org/10.1159/000509362.

[7] Xu X, Chlebowski RT, Shi J, Barac A, Haque R. Aromatase inhibitor and tamoxifen use and the risk of venous thromboembolism in breast cancer survivors. Breast Cancer Res Treat. 2019;174(3):785-94. https://doi.org/10.1007/s10549-018-05086-8.

[8] George ES, Sood S, Kiss N, Daly RM, Nicoll AJ, Roberts SK, et al. The evidence surrounding non-alcoholic fatty liver disease in individuals with cancer: a systematic literature review. Curr Oncol. 2022;30(1):48-74. https://doi.org/10.3390/curroncol30010005.

[9] Yoo JJ, Lim YS, Kim MS, Lee B, Kim BY, Kim Z, et al. Risk of fatty liver after long-term use of tamoxifen in patients with breast cancer. PLoS One. 2020;15(7):e0236506. https://doi.org/10.1371/journal.pone.0236506.

[10] Rillamas-Sun E, Kwan ML, Iribarren C, Cheng R, Neugebauer R, Rana JS, et al. Development of cardiometabolic risk factors following endocrine therapy in women with breast cancer. Breast Cancer Res Treat. 2023;201(1):117-26. https://doi.org/10.1007/s10549-023-06997-x.

[11] Christensen HS. Aromatase inhibitor musculoskeletal syndrome and bone loss: a review of the current literature. Curr Oncol Rep. 2023;25(7):825-31. https://doi.org/10.1007/s11912-023-01413-5.

[12] Yu Q, Xu Y, Yu E, Zheng Z. Risk of cardiovascular disease in breast cancer patients receiving aromatase inhibitors vs. tamoxifen: a systematic review and meta-analysis. J Clin Pharm Ther. 2022;47(5):575-87. https://doi.org/10.1111/jcpt.13598.

[13] Chen YC, Yu J, Metcalfe C, De Bruyn T, Gelzleichter T, Malhi V, et al. Latest generation estrogen receptor degraders for the treatment of hormone receptor-positive breast cancer. Expert Opin Investig Drugs. 2022;31(6):515-29. https://doi.org/10.1080/13543784.2021.1983542.

[14] Peng H, Wang S, Wang M, Wang X, Guo H, Huang J, et al. Lifestyle factors, genetic risk, and cardiovascular disease risk among breast cancer survivors: a prospective cohort study in UK biobank. Nutrients. 2023;15(4):864. https://doi.org/10.3390/nu15040864.

[15] Florido R, Daya NR, Ndumele CE, Koton S, Russell SD, Prizment A, et al. Cardiovascular disease risk among cancer survivors: the atherosclerosis risk in communities (ARIC) study. J Am Coll Cardiol. 2022;80(1):22-32. https://doi.org/10.1016/j.jacc.2022.04.042.

[16] Mehta LS, Watson KE, Barac A, Beckie TM, Bittner V, Cruz-Flores S, et al. Cardiovascular disease and breast cancer: where these entities intersect: a scientific statement from the American Heart Association. Circulation. 2018;137(8):e30-66. https://doi.org/10.1161/cir.0000000000000556.

[17] Yoo JJ, Jung EA, Kim Z, Kim BY. Risk of cardiovascular events and lipid profile change in patients with breast cancer taking aromatase inhibitor: a systematic review and meta-analysis. Curr Oncol. 2023;30(2):1831-43. https://doi.org/10.3390/curroncol30020142.

[18] Ding D, Van Buskirk J, Nguyen B, Stamatakis E, Elbarbary M, Veronese N, et al. Physical activity, diet quality and all-cause cardiovascular disease and cancer mortality: a prospective study of 346 627 UK biobank participants. Br J Sports Med. 2022;56:1148. https://doi.org/10.1136/bjsports-2021-105195.

[19] Bucciarelli V, Bianco F, Di Blasio A, Morano T, Tuosto D, Mucedola F, et al. Cardiometabolic profile, physical activity, and quality of life in breast cancer survivors after different physical exercise protocols: a 34-month follow-up study. J Clin Med. 2023;12(14):4795. https://doi.org/10.3390/jcm12144795.

[20] Meattini I, Poortmans PM, Aznar MC, Becherini C, Bonzano E, Cardinale D, et al. Association of

breast cancer irradiation with cardiac toxic effects: a narrative review. JAMA Oncol. 2021;7(6):924-32. https://doi.org/10.1001/jamaoncol.2020.7468.

[21] Eliassen FM, Blåfjelldal V, Helland T, Hjorth CF, Hølland K, Lode L, et al. Importance of endocrine treatment adherence and persistence in breast cancer survivorship: a systematic review. BMC Cancer. 2023;23(1):625. https://doi.org/10.1186/s12885-023-11122-8.

[22] Rosso R, D'Alonzo M, Bounous VE, Actis S, Cipullo I, Salerno E, et al. Adherence to adjuvant endocrine therapy in breast cancer patients. Curr Oncol. 2023;30(2):1461-72. https://doi.org/10.3390/curroncol30020112.

[23] Cavazza M, Banks H, Ercolanoni M, Cukaj G, Bianchi G, Capri G, et al. Factors influencing adherence to adjuvant endocrine therapy in breast cancer-treated women: using real-world data to inform a switch from acute to chronic disease management. Breast Cancer Res Treat. 2020;183(1):189-99. https://doi.org/10.1007/s10549-020-05748-6.

[24] Peddie N, Agnew S, Crawford M, Dixon D, MacPherson I, Fleming L. The impact of medication side effects on adherence and persistence to hormone therapy in breast cancer survivors: a qualitative systematic review and thematic synthesis. Breast. 2021;58:147-59. https://doi.org/10.1016/j.breast.2021.05.005.

[25] Pinkerton JV, Goldstein SR. Endometrial safety: a key hurdle for selective estrogen receptor modulators in development. Menopause. 2010;17(3):642-53. https://doi.org/10.1097/gme.0b013e3181c4f1d6.

[26] Jayaraman S, Reid JM, Hawse JR, Goetz MP. Endoxifen, an estrogen receptor targeted therapy: from bench to bedside. Endocrinology. 2021;162(12):bqab191. https://doi.org/10.1210/endocr/bqab191.

[27] Cronin-Fenton DP, Damkier P. Tamoxifen and CYP2D6: a controversy in pharmacogenetics. Adv Pharmacol. 2018;83:65-91. https://doi.org/10.1016/bs.apha.2018.03.001.

[28] Hussaarts K, Hurkmans DP, Oomen-de Hoop E, van Harten LJ, Berghuis S, van Alphen RJ, et al. Impact of curcumin (with or without Piperine) on the pharmacokinetics of tamoxifen. Cancers (Basel). 2019;11(3):403. https://doi.org/10.3390/cancers11030403.

[29] Hasan M, Marzouk MA, Adhikari S, Wright TD, Miller BP, Matossian MD, et al. Pharmacological, mechanistic, and pharmacokinetic assessment of novel melatonin-tamoxifen drug conjugates as breast cancer drugs. Mol Pharmacol. 2019;96(2):272-96. https://doi.org/10.1124/mol.119.116202.

[30] Sabzichi M, Samadi N, Mohammadian J, Hamishehkar H, Akbarzadeh M, Molavi O. Sustained release of melatonin: a novel approach in elevating efficacy of tamoxifen in breast cancer treatment. Colloids Surf B Biointerfaces. 2016;145:64-71. https://doi.org/10.1016/j.colsurfb.2016.04.042.

[31] Lissoni P, Paolorossi F, Tancini G, Ardizzoia A, Barni S, Brivio F, et al. A phase II study of tamoxifen plus melatonin in metastatic solid tumour patients. Br J Cancer. 1996;74(9):1466-8. https://doi.org/10.1038/bjc.1996.566.

[32] Palmer ACS, Zortea M, Souza A, Santos V, Biazús JV, Torres ILS, et al. Clinical impact of melatonin on breast cancer patients undergoing chemotherapy; effects on cognition, sleep and depressive symptoms: a randomized, double-blind, placebo-controlled trial. PLoS One. 2020;15(4):e0231379. https://doi.org/10.1371/journal.pone.0231379.

[33] Kong X, Gao R, Wang Z, Wang X, Fang Y, Gao J, et al. Melatonin: a potential therapeutic option for breast cancer. Trends Endocrinol Metab. 2020;31(11):859-71. https://doi.org/10.1016/j.tem.2020.08.001.

[34] Mao JJ, Ismaila N, Bao T, Barton D, Ben-Arye E, Garland EL, et al. Integrative medicine for pain management in oncology: Society for Integrative Oncology-ASCO guideline. J Clin Oncol. 2022;40(34):3998-4024. https://doi.org/10.1200/jco.22.01357.

[35] Bae K, Lamoury G, Carroll S, Morgia M, Lim S, Baron-Hay S, et al. Comparison of the clinical effectiveness of treatments for aromatase inhibitor-induced arthralgia in breast cancer patients: a systematic review with network meta-analysis. Crit Rev Oncol Hematol. 2023;181:103898. https://doi.org/10.1016/j.critrevonc.2022.103898.

[36] Lu G, Zheng J, Zhang L. The effect of exercise on aromatase inhibitor-induced musculoskeletal symptoms in breast cancer survivors :a systematic review and meta-analysis. Support Care Cancer. 2020;28(4):1587-96. https://doi.org/10.1007/s00520-019-05186-1.

[37] Roberts KE, Rickett K, Feng S, Vagenas D, Woodward NE. Exercise therapies for preventing or treating aromatase inhibitor-induced musculoskeletal symptoms in early breast cancer.Cochrane Database Syst Rev. 2020;1(1):Cd012988. https://doi.org/10.1002/14651858.CD012988.pub2.

[38] Khan QJ, Reddy PS, Kimler BF, Sharma P, Baxa SE, O'Dea AP, et al. Effect of vitamin D supplementation on serum 25-hydroxy vitamin D levels, joint pain, and fatigue in women starting adjuvant letrozole treatment for breast cancer. Breast Cancer Res Treat. 2010;119(1):111-8. https://doi.org/10.1007/s10549-009-0495-x.

[39] Arul Vijaya Vani S, Ananthanarayanan PH, Kadambari D, Harichandrakumar KT, Niranjjan R, Nandeesha H. Effects of vitamin D and calcium supplementation on side effects profile in patients of breast cancer treated with letrozole. Clin Chim Acta. 2016;459:53-6. https://doi.org/10.1016/j.cca.2016.05.020.

[40] Shapiro AC, Adlis SA, Robien K, Kirstein MN, Liang S, Richter SA, et al. Randomized, blinded trial of vitamin D3 for treating aromatase inhibitor-associated musculoskeletal symptoms (AIMSS). Breast Cancer Res Treat. 2016;155(3):501-12. https://doi.org/10.1007/s10549-016-3710-6.

[41] Kim TH, Kang JW, Lee TH. Therapeutic options for aromatase inhibitor-associated arthralgia in breast cancer survivors: a systematic review of systematic reviews, evidence mapping, and network meta-analysis. Maturitas. 2018;118:29-37. https://doi.org/10.1016/j.maturitas.2018.09.005.

[42] Shen S, Unger JM, Crew KD, Till C, Greenlee H, Gralow J, et al. Omega-3 fatty acid use for obese breast cancer patients with aromatase inhibitor-related arthralgia (SWOG S0927). Breast Cancer Res Treat. 2018;172(3):603-10. https://doi.org/10.1007/s10549-018-4946-0.

[43] Lustberg MB, Orchard TS, Reinbolt R, Andridge R, Pan X, Belury M, et al. Randomized placebo-controlled pilot trial of omega 3 fatty acids for prevention of aromatase inhibitor-induced musculoskeletal pain. Breast Cancer Res Treat. 2018;167(3):709-18. https://doi.org/10.1007/s10549-017-4559-z.

[44] Greenlee H, Crew KD, Shao T, Kranwinkel G, Kalinsky K, Maurer M, et al. Phase II study of glucosamine with chondroitin on aromatase inhibitor-associated joint symptoms in women with breast cancer. Support Care Cancer. 2013;21(4):1077-87. https://doi.org/10.1007/s00520-012-1628-z

[45] Shenouda M, Copley R, Pacioles T, Lebowicz Y, Jamil M, Akpanudo S, et al. Effect of tart cherry on aromatase inhibitor-induced arthralgia (AIA) in nonmetastatic hormone-positive breast cancer patients: a randomized double-blind placebo-controlled trial. Clin Breast Cancer. 2022;22(1):e30-e6. https://doi.org/10.1016/j.clbc.2021.06.007.

[46] Martínez N, Herrera M, Frías L, Provencio M, Pérez-Carrión R, Díaz V, et al. A combination of hydroxytyrosol, omega-3 fatty acids and curcumin improves pain and inflammation among early stage breast cancer patients receiving adjuvant hormonal therapy: results of a pilot study. Clin Transl Oncol. 2019;21(4):489-98. https://doi.org/10.1007/s12094-018-1950-0.

[47] Yanagisawa Y, Williams M, Sugino A, Spreeuw J, Thomas R. The effect of boosting polyphenol intake in breast cancer survivors on arthralgia, mood and hot flushes-a pilot real world evaluation. J Nurs Women's Health. 2021;5:1-10. https://doi.org/10.29011/2577-1450.100068.

[48] Bauml J, Chen L, Chen J, Boyer J, Kalos M, Li SQ, et al. Arthralgia among women taking aromatase inhibitors: is there a shared inflammatory mechanism with co-morbid fatigue and insomnia? Breast Cancer Res. 2015;17(1):89. https://doi.org/10.1186/s13058-015-0599-7.

[49] Huifang L, Jie G, Yi F. Neuro-immune-endocrine mechanisms with poor adherence to aromatase inhibitor therapy in breast cancer. Front Oncol. 2022;12:1054086. https://doi.org/10.3389/fonc.2022.1054086.

[50] Straub DA. Calcium supplementation in clinical practice: a review of forms, doses, and indications. Nutr Clin Pract. 2007;22(3):286-96. https://doi.org/10.1177/0115426507022003286.

[51] Yang X, Zhu Q, Zhang L, Pei Y, Xu X, Liu X, et al. Causal relationship between gut microbiota and serum vitamin D: evidence from genetic correlation and Mendelian randomization study. Eur J Clin Nutr. 2022;76(7):1017-23. https://doi.org/10.1038/s41430-021-01065-3.

[52] O'Callaghan KM, Kiely ME. Ethnic disparities in the dietary requirement for vitamin D during pregnancy: considerations for nutrition policy and research. Proc Nutr Soc. 2018;77(2):164-73. https://doi.org/10.1017/s0029665117004116.

[53] Bleizgys A, Vitamin D. Dosing: basic principles and a brief algorithm (2021 update). Nutrients. 2021;13(12) https://doi.org/10.3390/nu13124415.

[54] Jolliffe DA, Walton RT, Griffiths CJ, Martineau AR. Single nucleotide polymorphisms in the vitamin D pathway associating with circulating concentrations of vitamin D metabolites and non-skeletal health outcomes: review of genetic association studies. J Steroid Biochem Mol Biol. 2016;164:18-29. https://doi.org/10.1016/j.jsbmb.2015.12.007.

[55] Capozzi A, Scambia G, Lello S. Calcium, vitamin D, vitamin K2, and magnesium supplementation and skeletal health. Maturitas. 2020;140:55-63. https://doi.org/10.1016/j.maturitas.2020.05.020.

[56] Uwitonze AM, Razzaque MS. Role of magnesium in vitamin D activation and function. J Am Osteopath Assoc. 2018;118(3):181-9. https://doi.org/10.7556/jaoa.2018.037.

[57] Ciosek Ż, Kot K, Kosik-Bogacka D, Łanocha-Arendarczyk N, Rotter I. The effects of calcium, magnesium, phosphorus, fluoride, and Lead on bone tissue. Biomol Ther. 2021;11(4):506. https://doi.org/10.3390/biom11040506.

[58] Tański W, Kosiorowska J, Szymańska-Chabowska A. Osteoporosis - risk factors, pharmaceutical and non-pharmaceutical treatment. Eur Rev Med Pharmacol Sci. 2021;25(9):3557-66. https://doi.org/10.26355/eurrev_202105_25838.

[59] Lyu Z, Hu Y, Guo Y, Liu D. Modulation of bone remodeling by the gut microbiota: a new therapy for osteoporosis. Bone Res. 2023;11(1):31. https://doi.org/10.1038/s41413-023-00264-x.

[60] Xu Q, Li D, Chen J, Yang J, Yan J, Xia Y, et al. Crosstalk between the gut microbiota and postmenopausal osteoporosis: mechanisms and applications. Int Immunopharmacol. 2022;110:108998. https://doi.org/10.1016/j.intimp.2022.108998.

[61] Cano A, Marshall S, Zolfaroli I, Bitzer J, Ceausu I, Chedraui P, et al. The Mediterranean diet and menopausal health: an EMAS position statement. Maturitas. 2020;139:90-7. https://doi.org/10.1016/j.maturitas.2020.07.001.

[62] Vetrani C, Barrea L, Rispoli R, Verde L, De Alteriis G, Docimo A, et al. Mediterranean diet: what are the consequences for menopause? Front Endocrinol (Lausanne). 2022;13:886824. https://doi.org/10.3389/fendo.2022.886824.

[63] Rizzoli R, Biver E, Brennan-Speranza TC. Nutritional intake and bone health. Lancet Diabetes Endocrinol. 2021;9(9):606-21. https://doi.org/10.1016/s2213-8587(21)00119-4.

[64] Barrea L, Pugliese G, Laudisio D, Colao A, Savastano S, Muscogiuri G. Mediterranean diet as medical prescription in menopausal women with obesity: a practical guide for nutritionists. Crit Rev

Food Sci Nutr. 2021;61(7):1201-11. https://doi.org/10.1080/10408398.2020.1755220.

[65] Di Meglio A, Soldato D, Presti D, Vaz-Luis I. Lifestyle and quality of life in patients with early-stage breast cancer receiving adjuvant endocrine therapy. Curr Opin Oncol. 2021;33(6):553-73. https://doi.org/10.1097/cco.0000000000000781.

[66] Van Dyk K, Joffe H, Carroll JE. Sleep and endocrine therapy in breast cancer. Curr Opin Endocr Metab Res. 2021;18:165-70. https://doi.org/10.1016/j.coemr.2021.03.007.

[67] Ma Y, Hall DL, Ngo LH, Liu Q, Bain PA, Yeh GY. Efficacy of cognitive behavioral therapy for insomnia in breast cancer: a meta-analysis. Sleep Med Rev. 2021;55:101376. https://doi.org/10.1016/j.smrv.2020.101376.

[68] Zhang Y, Sun Y, Li D, Liu X, Fang C, Yang C, et al. Acupuncture for breast cancer: a systematic review and meta-analysis of patient-reported outcomes. Front Oncol. 2021;11:646315. https://doi.org/10.3389/fonc.2021.646315.

[69] Yi LJ, Tian X, Jin YF, Luo MJ, Jiménez-Herrera MF. Effects of yoga on health-related quality, physical health and psychological health in women with breast cancer receiving chemotherapy: a systematic review and meta-analysis. Ann Palliat Med. 2021;10(2):1961-75. https://doi.org/10.21037/apm-20-1484.

[70] Wang WL, Chen KH, Pan YC, Yang SN, Chan YY. The effect of yoga on sleep quality and insomnia in women with sleep problems: a systematic review and meta-analysis. BMC Psychiatry. 2020;20(1):195. https://doi.org/10.1186/s12888-020-02566-4.

[71] Fang YY, Hung CT, Chan JC, Huang SM, Lee YH. Meta-analysis: exercise intervention for sleep problems in cancer patients. Eur J Cancer Care (Engl). 2019;28(5):e13131. https://doi.org/10.1111/ecc.13131.

[72] Kreutz C, Schmidt ME, Steindorf K. Effects of physical and mind-body exercise on sleep problems during and after breast cancer treatment: a systematic review and meta-analysis. Breast Cancer Res Treat. 2019;176(1):1-15. https://doi.org/10.1007/s10549-019-05217-9.

[73] Seo K, Kim JH, Han D. Effects of melatonin supplementation on sleep quality in breast cancer patients: a systematic review and meta-analysis. Healthcare (Basel). 2023;11(5):675. https://doi.org/10.3390/healthcare11050675.

[74] Höxtermann MD, Buner K, Haller H, Kohl W, Dobos G, Reinisch M, et al. Efficacy and safety of auricular acupuncture for the treatment of insomnia in breast cancer survivors: a randomized controlled trial. Cancers (Basel). 2021;13(16):4082. https://doi.org/10.3390/cancers13164082.

[75] D'Alessandro EG, da Silva AV, Cecatto RB, de Brito CMM, Azevedo RS, Lin CA. Acupuncture for climacteric-like symptoms in breast cancer improves sleep, mental and emotional health: a randomized trial. Med Acupunct. 2022;34(1):58-65. https://doi.org/10.1089/acu.2021.0073.

[76] Brown TM, Brainard GC, Cajochen C, Czeisler CA, Hanifin JP, Lockley SW, et al. Recommendations for daytime, evening, and nighttime indoor light exposure to best support physiology, sleep, and wakefulness in healthy adults. PLoS Biol. 2022;20(3):e3001571. https://doi.org/10.1371/journal.pbio.3001571.

[77] Tran S, Hickey M, Saunders C, Ramage L, Cohen PA. Nonpharmacological therapies for the management of menopausal vasomotor symptoms in breast cancer survivors. Support Care Cancer. 2021;29(3):1183-93. https://doi.org/10.1007/s00520-020-05754-w.

[78] Depypere H, Lademacher C, Siddiqui E, Fraser GL. Fezolinetant in the treatment of vasomotor symptoms associated with menopause. Expert Opin Investig Drugs. 2021;30(7):681-94. https://doi.org/10.1080/13543784.2021.1893305.

[79] Lyman GH, Greenlee H, Bohlke K, Bao T, DeMichele AM, Deng GE, et al. Integrative therapies

during and after breast cancer treatment: ASCO endorsement of the SIO clinical practice guideline. J Clin Oncol. 2018;36(25):2647-55. https://doi.org/10.1200/jco.2018.79.2721.

[80] Kroenke CH, Caan BJ, Stefanick ML, Anderson G, Brzyski R, Johnson KC, et al. Effects of a dietary intervention and weight change on vasomotor symptoms in the women's health Initiative. Menopause. 2012;19(9):980-8. https://doi.org/10.1097/gme.0b013e31824f606e.

[81] Chan DSM, Vieira AR, Aune D, Bandera EV, Greenwood DC, McTiernan A, et al. Body mass index and survival in women with breast cancer-systematic literature review and meta-analysis of 82 follow-up studies. Ann Oncol. 2014;25(10):1901-14. https://doi.org/10.1093/annonc/mdu042.

[82] Walker EM, Rodriguez AI, Kohn B, Ball RM, Pegg J, Pocock JR, et al. Acupuncture versus venlafaxine for the management of vasomotor symptoms in patients with hormone receptor-positive breast cancer: a randomized controlled trial. J Clin Oncol. 2010;28(4):634-40. https://doi.org/10.1200/jco.2009.23.5150.

[83] Biglia N, Bounous VE, De Seta F, Lello S, Nappi RE, Paoletti AM. Non-hormonal strategies for managing menopausal symptoms in cancer survivors: an update. Ecancermedicalscience. 2019;13:909. https://doi.org/10.3332/ecancer.2019.909.

[84] Castelo-Branco C, Gambacciani M, Cano A, Minkin MJ, Rachoń D, Ruan X, et al. Review & meta-analysis: isopropanolic black cohosh extract iCR for menopausal symptoms—an update on the evidence. Climacteric. 2021;24(2):109-19. https://doi.org/10.1080/13697137.2020.1820477.

[85] Ruan X, Mueck AO, Beer AM, Naser B, Pickartz S. Benefit-risk profile of black cohosh (isopropanolic Cimicifuga racemosa extract) with and without St John's wort in breast cancer patients. Climacteric. 2019;22(4):339-47. https://doi.org/10.1080/13697137.2018.1551346.

[86] Lubián López DM. Management of genitourinary syndrome of menopause in breast cancer survivors: an update. World J Clin Oncol. 2022;13(2):71-100. https://doi.org/10.5306/wjco.v13.i2.71.

[87] Cold S, Cold F, Jensen MB, Cronin-Fenton D, Christiansen P, Ejlertsen B. Systemic or vaginal hormone therapy after early breast cancer: a Danish observational cohort study. J Natl Cancer Inst. 2022;114(10):1347-54. https://doi.org/10.1093/jnci/djac112.

[88] Sund M, Garmo H, Andersson A, Margolin S, Ahlgren J, Valachis A. Estrogen therapy after breast cancer diagnosis and breast cancer mortality risk. Breast Cancer Res Treat. 2023;198(2):361-8. https://doi.org/10.1007/s10549-023-06871-w.

[89] Merlino L, D'Ovidio G, Matys V, Piccioni MG, Porpora MG, Senatori R, et al. Therapeutic choices for genitourinary syndrome of menopause (GSM) in breast cancer survivors: a systematic review and update. Pharmaceuticals (Basel). 2023;16(4):550. https://doi.org/10.3390/ph16040550.

[90] Sussman TA, Kruse ML, Thacker HL, Abraham J. Managing genitourinary syndrome of menopause in breast cancer survivors receiving endocrine therapy. J Oncol Pract. 2019;15(7):363-70. https://doi.org/10.1200/jop.18.00710.

第9章 靶向治疗和免疫治疗
Targeted Therapies and Immunotherapy

蔡依依 蔡仕彬 **译** 陈述政 **校**

一、肠道微生物群

肠道微生物群（gut microbiome，GM）由栖息在我们胃肠道中的数万亿微生物的基因组成，包括细菌、病毒、酵母、原生动物、真菌和古细菌[1]。这些微生物产生的代谢物能够控制我们身体的各种功能，包括免疫系统，还可以预防包括癌症在内的疾病[1]。我们肠道中的微生物多样性决定了微生物群的健康状况，而微生物群的健康又依赖于健康的营养、避免使用抗生素，同时还会受到急慢性疾病、吸烟、饮酒和既往手术操作的影响[2]。

肠道微生物群健康受损与胃肠道和肝胆恶性肿瘤相关，如食管癌[3]、肝癌[4]、胰腺癌[5]和结直肠癌[6]。肠道微生物群不仅通过增强免疫系统来保护身体免受病原菌侵害，还能独立于免疫系统，通过形成杀灭有害细菌的分子发挥作用。肠道微生物群对抗有害细菌的关键作用之一是将膳食纤维发酵为短链脂肪酸（short chain fatty acid，SCFA）[6]。正常的肠道细胞利用三种短链脂肪酸盐（乙酸盐、丙酸盐和丁酸盐）来产生能量[6]。异常的、癌前病变的和癌变的结肠癌细胞则通过有氧糖酵解过程来产生能量。短链脂肪酸水平在维持肠道细胞的稳定性及防止细胞转化为异常细胞方面发挥着作用，这是预防结直肠癌的一种有前景的方法。

2015年，两项研究显示了肠道微生物群影响基于抗细胞毒性T淋巴细胞相关抗原4（anti-CTLA4）和抗程序性死亡受体1（anti-PD-1）治疗效果的潜力[7,8]。

此后，2018 年发表了多项研究，也支持肠道微生物群在免疫检查点抑制药（immune checkpoint inhibitor, ICI）疗效方面的作用[9-11]。Routy 等（2018）[9] 证实，在接受抗 PD-1/ 抗 PD-L1 免疫检查点抑制药治疗同时使用抗生素，黑色素瘤患者生存率较低。此外，健康的肠道微生物群可以降低免疫治疗，以及传统化疗的并发症发生率，尤其是周围神经病变和腹泻[12-14]。

二、益生菌：因人而异

尽管健康的肠道微生物群有助于优化免疫检查点抑制药的疗效，但没有证据表明，这些商业益生菌制剂与我们的肠道微生物群不同，缺乏微生物多样性（主要是乳酸菌和双歧杆菌）商业益生菌制剂能够提高免疫检查点抑制药的疗效。在一些研究中，益生菌降低了微生物多样性，导致免疫治疗效果下降，患者预后更差[15]。

一项针对 128 例接受免疫检查点抑制药治疗患者的研究表明，高纤维饮食与显著改善的无进展生存期相关，那些纤维摄入量最高，并且未服用益生菌的患者表现更佳[16]。在临床前模型中，情况恰恰相反，接受低纤维饮食或益生菌的小鼠对基于抗 PD-1 治疗的反应减弱[16]。

多样化的饮食，包括富含多酚的食物（蔬菜、水果、种子、咖啡、茶、可可）和发酵食品（酸奶等）等各种富含纤维的食物，能够增加肠道微生物群多样化和保持健康的可能性[17]。这些富含纤维的食物可作为天然的益生元，为肠道微生物群提供养分，维持其健康，使其能够对抗有害细菌。

对于癌症患者和其他人而言，以下是维护健康肠道微生物群的建议[18]。

1. 饮食多样化，摄入各种天然的有色食物。

2. 建议每天膳食纤维摄入量为 30g。

3. 每周至少食用 30 种不同的植物性食物（包括坚果、种子、香草、谷物、水果和蔬菜）。

4. 停止或尽量减少食用（超）加工食品、添加剂、人工香料和甜味剂。

5. 避免食用加工肉类，不要仅从肉类获取蛋白质，还应从坚果、蘑菇和豆类等植物性食物中获取。

6. 如果食用肉类，应选择优质肉类。

7. 患者应避免极端饮食。

8. 患者应尽量减少或停止服用益生菌补充剂，食用发酵食品（除非有禁忌）。

在临床前研究中，合生元（益生元和益生菌的混合物）能够上调某些对结直肠癌有保护作用的基因[19]。同样，含有干酪乳杆菌的合生元在动物模型中增强了自然杀伤细胞的活性（免疫系统反应）[20]。一项随机对照试验将合生元与安慰剂用于结直肠癌患者，结果显示合生元组的结直肠癌生物标志物有所改善（包括 DNA 损伤和细胞生长相关指标），起到了抗癌作用，同时减少了外周血单个核细胞产生的 IL-2，并增加了癌症患者体内的 IFN-γ（t3）[21]。

大量临床研究表明，肠道微生物群失调是包括癌症在内的慢性疾病的危险因素[14, 17]。同样，研究显示，对于患有晚期转移瘤且有黑色素瘤、非小细胞肺癌（non-small cell lung carcinoma，NSCLC）或肝细胞癌（hepatocellular carcinoma，HCC）病史的患者，调节肠道微生物群可以提高免疫检查点抑制药的疗效并减少其不良反应[22]。

三、癌症相关性心脏毒性的管理

乳腺癌治疗中使用的化疗药物（如蒽环类药物、恩美曲妥珠单抗）、靶向治疗药物（如曲妥珠单抗、帕妥珠单抗）、左侧乳房放疗（无论是否进行内乳区照射）、内分泌治疗药物（他莫昔芬、芳香化酶抑制药），有时还有免疫治疗药物（如引发心肌炎的药物），都可能对心血管系统造成长期影响，需要积极应对。在癌症治疗期间，通过运动和体力活动、营养干预、充足睡眠和压力管理等措施预防心脏疾病，与癌症治疗本身同样重要[23]。

癌症治疗期间及治疗后的运动有以下多方面的益处[24]。

1. 改善肿瘤微环境，提高抗癌治疗效果。

2. 增强免疫系统以对抗癌症并预防治疗不良反应。

3. 增加心肌细胞数量，维持心脏功能。

4. 诱导代谢途径的表达，保护身体免受癌症及癌症治疗（如蒽环类药物和

HER2 靶向治疗）的有害影响。

5. 减少与癌症治疗相关的并发症，如抑郁、疲劳、恶心、关节疼痛和体重增加。

对于癌症患者，制订个性化的运动和体力活动方案非常重要，以确保患者安全。例如，骨转移负荷较大、白细胞计数极低或血小板和血红蛋白水平极低的患者不适合剧烈运动。但这些患者可以进行一些较轻松的运动和体力活动，因此，咨询肿瘤运动医学专家至关重要。

四、癌症患者运动处方的关键建议 [24]

（一）一般原则 [24]

1. 运动持续时间必须根据个人情况、年龄和既往体力活动经验进行调整。

2. 患者应尽可能多运动，运动总比不运动好。

3. 运动剂量由运动频率、持续时间和强度决定。

（二）频率和持续时间 [24]

1. 每周进行 150～300min 的中等强度运动。

2. 或每周进行 75～150min 的高强度有氧体力活动。

3. 或两者等效组合。

4. 每周至少 2 天进行中等强度或更高强度的肌肉强化活动，涉及所有主要肌肉群。

5. 每周进行 2～3 次柔韧性训练，如拉伸（每个肌肉群拉伸 10～20s，重复 4 次）。

6. 每周进行 3 次呼吸肌训练，每次持续 30～60min。

（三）强度 [24]

1. 中等耐力训练：达到最大心率的 60%～80%。

2. 高强度耐力训练：达到最大心率的 90%。

3. 与年龄相关的最大心率：220– 年龄（每分钟心跳次数）。

（四）进度 [24]

1. 开始时每周进行 1 次训练，待患者适应后增加至每周 2 次（每周 2～3

为最佳频率）。

2. 开始训练时持续 10～30min，每周增加 10min，在 3～4 周达到最佳每周训练量。

3. 在开始的 3～4 周，从较低强度开始，然后逐渐增加至建议强度。进展过程应考虑患者的身体状况、既往运动经验和年龄。

4. 患者应从每组 8～10 次抗阻运动、1～3 组（每组重复 8～12 次）开始，逐渐增加，根据患者的适应情况或耐受程度适当增加每周训练量。建议休息间隔为 1～2min。

五、心血管肿瘤学护理的多学科方法 [25]

欧洲肿瘤内科学会（European Society of Medical Oncology，ESMO）[25] 建议在癌症治疗期间及之后，采用多学科方法关注心脏健康，具体如下。证据水平和推荐等级将在书末附录 A 中进行解释。

1. 对患者进行心血管危险因素筛查，并对所有癌症治疗干预措施进行风险评估（Ⅰ级，A 级推荐）。

2. 肿瘤学、心脏病学和血液学多学科合作（Ⅲ级，A 级推荐）。

3. 对高风险患者（如接受蒽环类药物治疗的患者）进行基线生物标志物检测（如 NT pro-BNP）（Ⅲ级，A 级推荐）。

4. 对于接受心脏毒性治疗的患者，尤其是使用曲妥珠单抗和帕妥珠单抗的患者，在基线及定期进行心脏成像检查，包括心电图（QT 间期）和左心室射血分数（left ventricular ejection factor，LVEF）计算（Ⅰ级，A 级推荐）。

5. 在咨询心血管肿瘤专科医生后，预防性使用心脏保护药物，如血管紧张素转换酶抑制药和 β 受体拮抗药（Ⅱ级，B 级推荐）。

6. 对于接受高剂量蒽环类药物治疗的特定患者，或者患有预先存在的心肌病变且可能需要基于蒽环类药物化疗的患者，使用右丙亚胺（Ⅱ级，C 级推荐；Ⅲ级，C 级推荐）。

7. 对于接受具有心脏毒性药物的化疗患者，治疗高血脂可能有益（Ⅱ级，C 级推荐）。

8. 建议在癌症治疗结束后对患者进行持续评估，每 6～12 个月检测一次左心室射血分数和心脏生物标志物，持续 2 年，之后也可能需要继续监测。这包括发生左心室功能障碍且一直在使用心脏保护药物的患者，在心脏稳定且无其他风险因素一段时间后，应谨慎停用这些药物（Ⅲ级，B 级推荐）。

9. 建议所有患者，无论正在接受癌症治疗还是已经完成治疗，都定期进行运动（Ⅲ级，B 级推荐）。

10. 正在接受癌症治疗或癌症康复患者的饮食应健康，包括新鲜的天然食物，避免加工食品。同时建议保持健康体重（Ⅳ级，B 级推荐）。

六、总结

肿瘤学家应关注患者的整体健康状况和肠道微生物群健康，在癌症治疗期间尽量减少抗生素的使用，并通过咨询营养专家，帮助患者优化膳食纤维摄入，尤其是对于接受免疫检查点抑制药治疗的患者，这方面已有大量治疗相关数据。通过饮食调节肠道微生物群是优化其功能、扩大治疗窗口的最佳方法。同样，提供营养饮食建议并结合体力活动指导，能够优化患者的心血管系统，减轻慢性疾病带来的长期负担。

参考文献

[1] Bull MJ, Plummer NT. Part 1: the human gut microbiome in health and disease. Integr Med (Encinitas). 2014;13:17-22.

[2] Tordesillas L, Berin MC. Mechanisms of oral tolerance. Clin Rev Allergy Immunol. 2018;55:107-17.

[3] Baba Y, Iwatsuki M, Yoshida N, Watanabe M, Baba H. Review of the gut microbiome and esophageal cancer: pathogenesis and potential clinical implications. Ann Gastroenterol Surg. 2017;1:99-104.

[4] Yu L-X, Schwabe RF. The gut microbiome and liver cancer: mechanisms and clinical translation. Nat Rev Gastroenterol Hepatol. 2017;14:527-39.

[5] Wei M-Y, Shi S, Liang C, Meng Q-C, Hua J, Zhang Y-Y, et al. The microbiota and microbiome in pancreatic cancer: more influential than expected. Mol Cancer. 2019;18:97.

[6] Gomes SD, Oliveira CS, Azevedo-Silva J, Casanova MR, Barreto J, Pereira H, et al. The role of diet related short-chain fatty acids in colorectal cancer metabolism and survival: prevention and therapeutic

implications. Curr Med Chem. 2020;27:4087-108.

[7] Vétizou M, Pitt JM, Daillère R, Lepage P, Waldschmitt N, Flament C, et al. Anticancer immunotherapy by CTLA-4 blockade relies on the gut microbiota. Science. 2015;350:1079-84.

[8] Sivan A, Corrales L, Hubert N, Williams JB, Aquino-Michaels K, Earley ZM, et al. Commensal bifidobacterium promotes antitumor immunity and facilitates anti- PD-L1 efficacy. Science. 2015;350:1084-9.

[9] Routy B, Le Chatelier E, Derosa L, Duong CPM, Alou MT, Daillère R, et al. Gut microbiome influences efficacy of PD-1-based immunotherapy against epithelial tumors. Science. 2018;359:91-7.

[10] Gopalakrishnan V, Spencer CN, Nezi L, Reuben A, Andrews MC, Karpinets TV, et al. Gut microbiome modulates response to anti-PD-1 immunotherapy in melanoma patients. Science. 2018;359:97-103.

[11] Matson V, Fessler J, Bao R, Chongsuwat T, Zha Y, Alegre ML, et al. The commensal microbiome is associated with anti-PD-1 efficacy in metastatic melanoma patients. Science. 2018;359:104-8.

[12] Jordan KR, Loman BR, Bailey MT, Pyter LM. Gut microbiota-immune-brain interactions in chemotherapy-associated behavioral comorbidities. Cancer. 2018;124:3990-9.

[13] Bell JS, Spencer JI, Yates RL, Yee SA, Jacobs BM, DeLuca GC. Invited review: from nose to gut—the role of the microbiome in neurological disease. Neuropathol Appl Neurobiol. 2019;45:195-215.

[14] Mego M, Holec V, Drgona L, Hainova K, Ciernikova S, Zajac V. Probiotic bacteria in cancer patients undergoing chemotherapy and radiation therapy. Complement Ther Med. 2013;21:712-23.

[15] Gopalakrishnan V, Spencer CN, McQuade JL, Andrews M, Helmink B, Cogdill AP, et al. The gut microbiome of metastatic melanoma patients initiating systemic therapy is influenced by host factors including diet, probiotic and antibiotic use [abstract]. In: Annual meeting of the society for immunotherapy of cancer SITC 2018. Washington, DC; 2018. Abstract No. P505.

[16] Spencer CN, McQuade JL, Gopalakrishnan V, McCulloch JA, et al. Dietary fiber and probiotics influence the gut microbiome and melanoma immunotherapy response. Science. 2021;374(6575):1632-40.

[17] Lee KA, Luong MK, Shaw H, Nathan P, et al. The gut microbiome: what the oncologist ought to know. BJR. 2021;125:1197-209.

[18] Lee KA, Shaw HM, Bataille V, Nathan P, Spector TD. Role of the gut microbiome for cancer patients receiving immunotherapy: dietary and treatment implications. Eur J Cancer. 2020;2020(138):149-55.

[19] Kuugbee ED, Shang X, Gamallat Y, Bamba D, Awadasseid A, Suliman MA, et al. Structural change in microbiota by a probiotic cocktail enhances the gut barrier and reduces cancer via TLR2 signaling in a rat model of colon cancer. Dig Dis Sci. 2016;61:2908-20.

[20] Ogawa T, Asai Y, Tamai R, Makimura Y, Sakamoto H, Hashikawa S, et al. Natural killer cell activities of synbiotic lactobacillus casei ssp. casei in conjunction with dextran. Clin Exp Immunol. 2006;143:103-9.

[21] Rafter J, Bennett M, Caderni G, Clune Y, Hughes R, Karlsson PC, et al. Dietary synbiotics reduce cancer risk factors in polypectomized and colon cancer patients. Am J Clin Nutr. 2007;85:488-96.

[22] Oh B, Boyle F, Pavlakis N, Clarke S, et al. The gut microbiome and cancer immunotherapy: can we use the gut microbiome as a predictive biomarker for clinical response in cancer immunotherapy? Cancers (Basel). 2021;13(19):4824.

[23] Schmielau J, Rick O, Reuss-Borst M, et al. Rehabilitation of cancer survivors with long-term toxicities. Oncol Res Treat. 2017;40:764-71.

[24] D'Ascenzi F, Anselmi F, Fiorentini C, Mannucci R, Bonifazi M, Mondillo S. The benefits of exercise in cancer patients and the criteria for exercise prescription in cardio-oncology. Eur J Prev Cardiol. 2021;28(7):725-35.

[25] Curigliano G, Lenihan D, Fradley M, Ganatra S, et al. Management of cardiac disease in cancer patients throughout oncological treatment: ESMO consensus recommendations. Ann Oncol. 2020;31(2):171-90.

第三篇
晚期乳腺癌带瘤生存

Living Well with Advanced Breast Cancer

第 10 章 无法治愈慢性疾病，就转变治疗模式

No Cure Versus Chronic Illness: Shifting the Paradigm

徐正阳 **译** 王晓稼 **校**

一、癌症是一种慢性病

癌症患者的管理应该借鉴慢性病管理，不仅需要照顾患者身体的健康，也要兼顾患者心理上的富足。即使无法给出患者准确的预后，也需要帮助患者尽可能的过上正常的生活，努力工作，融入家庭生活中并且尽量享受休闲时间。肿瘤治疗的不确定性会给患者及其家属带来心理上的困扰，因此建议对患者进行适当的心理辅导，多参与放松和缓解压力的活动[1]。癌症及其治疗引起的长期并发症与慢性病相似，是多方面的，需要多个学科的联合诊治。因此，医疗成本也会更高。这就需要我们指导癌症患者建立健康的生活方式，学会自我管理，以防出现其他的慢性并发症或出现疾病进展，尽量减少不必要的住院。癌症患者长期面临的另一个问题是缺乏获得抗肿瘤相关支持治疗的机会[2]。这个问题在年轻和老年癌症患者中都是相似的。对于年轻患者来说，社区中缺乏肿瘤相关支持治疗会导致患者身体不适、工作中的失误也会增多，生活质量也较差。这是一个未满足的临床需求，特别是对于有孩子和家属的年轻人来说，他们的经历和生活质量也会因亲属患有癌症而恶化。

除了常规肿瘤内科治疗团队之外，包括基础的护理团队、姑息性和支持

性肿瘤治疗团队、心内科专家、消化科专家、心理学家等在内的专业人士都应该参与到慢性癌症患者的护理与治疗中 [3]。这些专业人员需要接受整合肿瘤学方面的良好教育。尤其是基础护理团队在未来可能会更多地参与到慢性癌症患者的治疗中，因此，他们与肿瘤内科的密切合作就显得尤为重要，同时，也能更方便他们继续帮助社区内癌症患者的治疗。与其让患者前往医院急诊就诊，社区内一些常规的治疗就可以帮助癌症患者更好地管理他们的慢性病。

对于慢性乳腺癌患者来说，拥有社区支持治疗同样非常重要。对于老年乳腺癌患者来说，患有这种慢性疾病在心理层面也会感到非常孤独 [4]。更何况，在一些偏远的农村地区，患者获取信息和参加活动的机会本身就会受到一定限制 [4]。通过网络与社区的论坛建立联系提供一些常规的支持治疗是非常重要的，可以改变慢性乳腺癌患者管理自己健康的方式。

二、慢性癌症患者的重担

综合性肿瘤治疗可以整合传统医学、生活方式、辅助、支持和姑息治疗之间的差距。需要设计一个完整且系统的方法来将这些内容整合到当前癌症患者的治疗中，否则，慢性病给医疗系统带来的医疗成本和负担都是巨大的。据统计，在 2015 年，英国有 250 万人患有癌症，其中 70% 还患有至少一种其他慢性疾病，包括高血压病、肥胖、心理疾病、心脏和肾脏相关的疾病 [5]。一旦癌症患者伴随其他慢性病，那么患者本身的需求就变得独特而复杂，相应的治疗费用也会非常高。获得综合性肿瘤治疗是解决癌症相关症状和并发症的一种经济、有效的方法，同时也能改善其他疾病，包括更年期综合征、焦虑、抑郁、肥胖和自身免疫性疾病等。

三、慢性乳腺癌患者的疼痛

75%～90% 的癌症患者在患病期间会伴有疼痛情况，其中 50% 的患者表示他们的疼痛没有得到有效的治疗 [6]。对于慢性乳腺癌患者来说，持续的疼痛会导致体力下降、食欲减退和情绪低落，并可能导致睡眠质量变差。因此，患者不仅无法从肿瘤的综合治疗中获益，还可能遭受抑郁症和生活质量变差的困扰。实际上，一些辅助治疗能缓解疾病带来的疼痛，包括针灸、音乐疗法、灵气疗法（起源日本，通过触摸向人体内输送能量）和反射疗法（是一种通过足部按摩来治疗身体其他部位疾病或松弛神经的方法），这些辅助治疗可以根据患者的实际需要和偏好来选择[6]。

整合肿瘤学会和 ASCO 组织了一个由整合肿瘤学、内科肿瘤学、放射肿瘤学、外科肿瘤学、姑息肿瘤学、社会科学、心身医学、护理和患者代表组成的专家小组，通过收集文献中的证据来制订相关循证医学建议。在这些已发表的内容中明确指出，在成年癌症患者中，推荐针灸来治疗芳香化酶抑制药导致的关节疼痛[7]。针灸、反射疗法或针压疗法也被推荐用于治疗一般癌症疼痛或肌肉骨骼疼痛。对于手术相关疼痛的患者，可以建议患者进行催眠来缓解疼痛。对于在姑息治疗期间或临终关怀治疗期间发生疼痛的患者，可以通过按摩来缓解疼痛[7]。这些建议都基于中等水平的证据，利大于弊，并且推荐强度适中。其他身心干预措施或天然产品治疗疼痛的证据质量要么低要么不确定。目前没有足够的证据为儿科患者提出相关建议。

四、慢性乳腺癌患者的正念练习

正念练习可以提高乳腺癌患者的生活质量和幸福感。患者表现出来的正面心理状态包括意义感和目的感、积极的情感状态及能在精神上善待自己，有证据表明这些影响随着时间的推移持续存在[8]。在乳腺癌治疗过程中早期建立积极情绪可以使患者保持情绪稳定，帮助患者积极应对未来发生的各种意外情况[9]。目前已证明正念练习可以缓解癌症导致的疲劳、更年期症状、睡眠障碍、疼痛和躯体负担[8]。有关正念练习的文献也展示了正念练习发挥作用的多种方式，包括减少身体对压力的反应、视角的转变（"去中心化"）、改善情绪调节能力、增强身体意识和注意力调节，以及增强事后积极评估逆境和压力的能力[10]。最有力的证据是认知情绪反应减少、重复性消极思维减少及积极情绪增加[10]。

五、通过综合性肿瘤治疗来减少慢性乳腺癌患者的焦虑不安

在一项研究中，对 1000 多例接受内分泌治疗的乳腺癌女性进行了横断面研究，近 1/3 的女性表示高度焦虑。其中，约 60% 的人表示自诊断以来没有接受过循证治疗，如心理干预和咨询或其他综合医学治疗，尽管他们接受治疗的医院本身具备这些治疗手段[11]。在焦虑的患者中，受过大学教育的患者和低教育水平的患者之间存在差异，后者没有接受心理治疗或其他循证综合医学治疗的比例高于 60%[11]。这些发现与英国临床实践中看到的情况基本类似，在临床中，会搜索、阅读和理解整合肿瘤治疗所提供内容的乳腺癌患者往往也是能够独自通过临床团队寻求此类治疗的人。

在患者从治疗转向康复期后，仍然要经受着很多的痛苦，这与一般公众认为进入康复期更安心和积极有所不同。在完成癌症治疗出院后，患者往往期望他们能够恢复到被诊断之前原始的身体和心理状态。这显然是一个错误的理解，因为患者在完成治疗后数年仍承担着癌症及其治疗带来的痛苦（如果患者接受内分泌治疗多年，情况或许会更糟），并且许多人都需要付出相当大的代价。这也需要患者及时调整生活状态来应对新常态。因此，获得综合性肿瘤治疗，主动筛查焦虑和抑郁的患者并及时治疗是患者维持治疗期间的重要内容。

抑郁程度的提升与高度焦虑的增加呈正相关，许多抗焦虑治疗方法也能改善抑郁症状。这类治疗包括认知行为疗法、正念练习和冥想。将认知行为治疗、心理治疗和冥想等循证干预措施融入乳腺癌患者治疗中可能是减少焦虑和抑郁的有效且具有成本效益的策略[11]。

六、总结

整合肿瘤治疗可以用于乳腺癌慢性病阶段，有证据表明整合肿瘤治疗可以缓解患者的焦虑和抑郁状态并改善患者的生活质量。卫生健康政策应指导患者，在癌症旅程的每个阶段和过程中发展全面且易于获得的整合肿瘤治疗，尤其是在乳腺癌的生存期和慢性期。

参考文献

[1] Berlinger N, Gusmano M. Cancer chronicity: new research and policy challenges. J Health Serv Res Policy. 2011;16(2):121-3.

[2] Boele F, Harley C, Pini S, et al. Cancer as a chronic illness: support needs and experiences. BMJ Support Palliat Care. 2019;19:bmjspcare-2019-001882; published online first.

[3] Buiting HM, Botman F, van der Velden LA, Brom L, et al. Clinicians' experiences with cancer patients living longer with incurable cancer: a focus group study in The Netherlands. Prim Health Care Res Dev. 2023;24:e29.

[4] Duggleby WD, Penz K, Leipert BD, Wilson DM, Goodridge D, Williams A. 'I am part of the community but...' the changing context of rural living for persons with advanced cancer and their families. Rural Remote Health. 2011;11(3):1733.

[5] Macmillan. The burden of cancer and other long-term healthcare conditions. 2015. https://www.macmillan.org.uk/documents/press/cancerandotherlong-termconditions. pdf. Accessed 27 Aug 2023.

[6] Running A, Seright T. Integrative oncology: managing cancer pain with complementary and alternative therapies. Curr Pain Headache Rep. 2012;16:325-31.

[7] Mao JJ, Ismaila N, Bao T, Barton D, et al. Integrative medicine for pain management in oncology: SIO-ASCO guideline. J Clin Oncol. 2022;40(34):3998-4024.

[8] Henderson VP, Clemow L, Massion AO, Hurley TG, Druker S, Hébert JR. The effects of mindfulness-based stress reduction on psychosocial outcomes and quality of life in early-stage breast cancer patients: a randomized trial. Breast Cancer Res Treat. 2012;131:99-109.

[9] Fredrickson BL. The role of positive emotions in positive psychology. The broaden-and-build theory of positive emotions. Am Psychol. 2001;56:218-26.

[10] Haydon MD, Boyle CC, Bower JE. Mindfulness interventions in breast cancer survivors: current findings and future directions. Curr Breast Cancer Rep. 2018;2018(10):7-13.

[11] Trevino KM, Iyengar N, Li Q, et al. Receipt of psychological counseling and integrative medicine services among breast cancer survivors with anxiety. Breast Cancer Res Treat. 2020;184:301-10.

第11章　整合疗法：合理且个体化治疗转移性疾病

Integrating Therapies: A Rational, Personalised Approach to Metastatic Disease

徐正阳　**译**　　王晓稼　**校**

一、以最佳目标作为默认目标：帮助每一名患者

在转移性乳腺癌患者的支持治疗中，治疗团队不仅仅需要关注患者的癌症，更需要关注患者本身及其更广泛的需求。然而不幸的是，MBC 患者在没有相关紧急症状支持治疗的情况下，在经历不同治疗后，并发症及其导致的持续的身心健康恶化就像坐过山车一样并不少见。我们需要真正与癌症共存数月或数年，而不是勉强活着，这不是"天上掉馅饼"，这应该是支持和整合肿瘤治疗的基本目标。就像医学上的自动推定能力一样，除非另有证明，我们可以假设，在患有癌症的情况下，可以同时有良好的生活质量和健壮的身体，这也是我们临床上希望通过整合肿瘤治疗所看到的结果。应与患者共同制订旨在优化生活质量、生理和营养参数及相关生物标志物的治疗计划，而不是轻易认为这些都是做不到的。如果我们不尝试，我们永远不会知道我们面前的人会发生什么，并且根据我们的临床经验，我们可以一次又一次地超出对 MBC 患者的生活体验的预期。

举一个简单的例子，我们的 1 例 HER2 阳性长期使用镇痛药的 MBC 患者来医院就诊时，评估活动能力中等偏差，灵活性偏差，通过 PROMIS 评估患者生

活质量一般，并且伴随中度的疼痛。医院给她组织了 MDT 讨论，建议患者继续进行曲妥珠单抗治疗。我们的多学科讨论模式是包括营养治疗、生活方式管理、静脉支持治疗和身心支持方面的综合性指导，营养医师负责营养支持治疗，理疗师进行康复支持治疗。经过 MDT 管理后 4 周，患者已经无须常规镇痛治疗，疼痛控制良好，4 个月内症状负担减轻达 62%，通过 PROMIS 评估，精神和身体 QoL 领域均显著改善，恢复了正常活动能力并大大提高了身体灵活性。这位患者在我们照顾下的 3 年一直保持良好的治疗状态，中位总生存期已超过 5 年。她已经能够享受旅行和退休生活，而不是每天承受着持续的疼痛和活动受限痛苦。虽然这是一个单独的案例研究，但简单的例子说明了整合肿瘤治疗方法在 MBC 患者长期治疗中的功效。

在医患关系中，需要对患者进行整体的需求评估并进行针对性的动态支持治疗，鼓励患者主动获取治疗而不是对治疗无所适从，这一点至关重要。这不仅有助于我们优化治疗方案，患者的生活质量和临床症状也能得到明显控制，而且这对患者的治疗体验也起着重要作用。创伤并不是癌症晚期患者的必然结果，但就医经历可能与疾病诊断本身一样令人痛苦（医疗创伤）[1]。如果我们能够熟练地沟通，并提供及时、有针对性的支持治疗，那么 MBC 诊断和治疗的创伤是可以得到明显改善的，而为患者提供相应的支持治疗是我们作为医疗卫生专业人员的工作[2, 3]。这里对创伤的定义还包括疾病危及生命的无助感已经超出了个人的耐受范围[4, 5]。我们可以通过向患者提供治疗，将无助感转化为主动接受支持治疗的动力，并为他们提供针对创伤的支持治疗，如对癌症患者的精神分析及疗法，改变 MBC 经历对患者的影响，包括眼动脱敏和再处理（eye movement desensitization and reprocessing，EMDR）或获得新兴的致幻剂辅助治疗 [一种利用致幻剂（如裸盖菇素、MDMA 和氯胺酮）在医疗监督下进行的治疗方法][6-8]，还有身心自我疗愈的工具。新兴的迷幻辅助疗法已被证明可以改善晚期癌症患者的生存痛苦、抑郁和焦虑[6, 8, 9]，并且该领域的研究正在积极进行中。

二、超越不良反应：患者需求和生活质量的动态评估

最近的调研发现，晚期癌症患者在财务、医疗卫生系统和信息、心理和身

体、日常生活领域需求未得到满足的程度最高[10]。以下提供了照顾 MBC 患者的治疗团队简要但非详尽的概述。

1. 身体需求

旨在提高患者生活质量，而不仅仅是延长患者生存时间。

– 癌症及其治疗的影响，随着治疗阶段的变化而变化；要管理累积的结构性损伤，如手术相关并发症；预防和管理功能障碍，如癌症相关的疲劳和认知障碍。

– 定期审查辅助 / 支持治疗药物的其他并发症和不良反应。

– 通过营养、锻炼、身心模式和天然产品，支持患者各个治疗阶段所需的身体恢复能力。

2. 精神和心理情感需求

– 心理适应和适应弹性。

– 处理创伤：不良童年经历的历史、进一步终身相关创伤、癌症相关和医疗治疗相关的创伤。

– 悲伤及其所有阶段；除了使用抗抑郁药管理情绪之外，还要支持快速变化的情感需求。

– 适应他人的情绪并且及时调整反应。

3. 社会需求

– 管理社交网络、友谊、家庭，同时也需要有生活经验的社区（"像我这样的人"）。

4. 精神需求

– 在整个治疗过程中都需要审查和管理精神需求，而不仅仅是在生命结束时；寻找生活意义并且把他和遥远的未来联系起来。

5. 实际需要

– 职业治疗、家庭设备、社会关怀、交通等。

– 财务和法律事务（如持久授权书、遗嘱）。

– 临终时的愿望，并在适当 / 需要时考虑专业的死亡导乐师支持。

整个 MBC 治疗过程中的动态规划非常重要，随着患者需求和护理计划的不断变化，这应该得到广泛的多学科团队的支持，及时沟通并明确护理计划。整合肿瘤治疗的 MDT 评估应涵盖当前的临床状态、治疗计划、预期的症状、生活质量和一般身体功能、营养状况、心理情感健康、支持需求和人类生态系统因素。护理过程对于预测和主动管理非常重要，例如。从手术前的康复到术后护理；化疗之间的过渡及靶向治疗；专业干预，如射频消融（radiofrequency ablation，RFA）；骨转移的姑息性放疗；转向临终关怀等。规划未来涉及处理肿瘤治疗团队和患者的不确定性，积极考虑潜在的治疗方案和参与临床试验，其中体能状态的维持或改善至关重要，可以通过整合肿瘤治疗来辅助。

三、监测和管理：检验注意事项

肿瘤的精准治疗目前在发达国家中相对普遍，尽管如此，不同地区对医疗处方及管理、治疗选择的能力也各不相同 [11, 12]。与此形成鲜明对比的是，在整合肿瘤学环境中，除了全血细胞计数和基本生物化学检测外，如肝肾功能测试，可能会从过度测试导致财务负担，到根本不进行测试。为了合理规划综合护理，我们的目标是收集与癌症患者相同深度和质量的患者信息，然而，尽管我们知道肿瘤生物学之外的患者生理学所导致治疗反应和耐受性，并影响患者结局 [13-16]。对营养状况、炎症指标和代谢健康的详细了解，不仅有助于我们更好地管理 MBC 患者当前的症状和并发症，而且还使我们能够及早预测可能出现的情况，并在下一阶段的治疗之前进行优化。例如，在 TNBC 的治疗中，要特别关注中性粒细胞与淋巴细胞比值（neutrophil-to-lymphocyte ratio，NLR）和其他炎症指标，尤其是在免疫治疗的过程中要重点关注 [17-20]。

医疗工作人员可以考虑在血常规血和生化检验中添加以下指标。

• 营养指标：维生素 D、铁、维生素 B_{12}、叶酸；在可能 / 可用的情况下，可添加同型半胱氨酸、铜、锌及 ω-3 脂肪酸（一组多元不饱和脂肪酸）。

• 炎症指标：根据全血细胞计数、C 反应蛋白（C-reactive protein，CRP）、红细胞沉降率（erythrocyte sedimentation rate，ESR）计算得出的 NLR 和血小板与淋巴细胞比值（platelet-to-lymphocyte ratio，PLR）。

• 乳酸脱氢酶（lactate dehydrogenase，LDH）用于综合评分和预测 [21, 22]。

• 空腹血糖和糖化血红蛋白 A1c（glycosylated hemoglobin A1c，HbA1c），根据需要添加空腹胰岛素和空腹血脂。

从可用的生物标志物进行指数计算，如预后营养指数（prognostic nutrition index，PNI）、全身炎症指数（systemic inflammation index，SII）和肺免疫预后指数（lung immune prognostic index，LIPI）对于识别炎症水平较高的患者很有价值，这些患者进行化疗和 ICI 免疫疗法的疗效可能会更差[18,23-25]。然后，这些患者可以进行适当的抗感染治疗、营养治疗、通过改善生活方式和天然产品的干预，实时监测生物标志物的变化。通过对干预措施的进一步研究提示，这些对患者的治疗结果都有重大影响，我们可能在未来需要考虑炎症"预康复"，就像我们考虑身体预康复一样。

除了上述之外，我们可能会考虑其他检验。例如，通过唾液皮质醇测试来评估其变化模式，这可能与患者较差的生存率和更严重的疲劳感（白天皮质醇增肥，伴或不伴夜间升高）相关，更方便我们进行有针对性的管理[26-28]。胃肠道（gastrointestinal,GI）微生物群作为化疗和免疫疗法治疗反应的关键影响因素，我们有了越来越多的证据基础[29]。虽然除了研究中，胃肠道微生物群测试尚未在常规临床实践中正式采用，但是在未来，对于特定的患者这是一个值得关注的重要研究领域。进行的任何额外检测都应明确考虑患者利益，并与 MDT 的专业团队保持一致，通过适当的个性化营养、生活方式改变、辅助疗法和天然产品干预措施来调整检验结果。最后，针对症状来决定检测项目可能会被进一步采纳，如甲状腺功能就可以解释患者持续疲劳的原因。

四、基础支持

正如大家现在了解到的那样，有必要在营养、锻炼、心理情绪健康和睡眠支持的坚实基础上制订 IO 计划，而涵盖这些关键领域的多学科综合治疗将是关键的第一步（见第 4 章）。目前一些专门的饮食疗法被用于治疗晚期乳腺癌，包括禁食方案、模拟禁食饮食（是一种通过限制热量摄入来模拟禁食效果的饮食方法，旨在不完全饥饿的情况下实现禁食带来的健康益处）和生酮饮食（ketogenic diet，KD）等，目前多项试验正在进行中，具体如何评估这些内容已经超出了本书的范围，但值得注意的是，早期证据表明，对于合适的患者，生酮饮食不仅可以改善血糖控制情况、BMI、体重和身体成分，而且可以让患者化疗期间有更好的生存率[30]。对生活质量的影响尚不明确，还需要进一步评估[31]。低碳水化合物饮食或生酮饮食与运动和适当药物相结合也被用于临床实践中，用以控制剂量限制性的高血糖[32, 33]。这是一个很有前途的研究领域，但对于适合这种方法的 MBC 患者，必须进行仔细的指导和监测，而不是采取"自给自足"的态度。

从基本的生活方式开始，我们将回顾可用于支持 MBC 患者的常见 IO 方式。在这一章内容的范围内，不可能详尽地回顾各种可用的模式，后文重点介绍现有临床实践中 IO 治疗的一些常见方面。在最近的 SIO-ASCO 指南中提出了使用身心模式来控制癌症患者疼痛、焦虑和抑郁的建议[34]，下面不再赘述。褪黑素的使用已经在第 8 章中被涵盖，这里不进一步展开。物理治疗的作用，如高压氧治疗（hyperbaric oxygen therapy，HBOT）在改善晚期放疗毒性及联合热疗方面的作用在一些出版物中已经详细介绍过[35-38]。

五、口服天然产物：营养补充剂

（一）营养补充剂

营养补充剂在传统肿瘤治疗中引起了很多争议，在没有明确理由，经常忽视对患者诉求的理解及特定治疗背后的证据的情况下，医生经常拒绝患者使用营养补充剂。虽然我们知道药物与营养补充品相互作用检测至关重要，需要对多种营养品和药物进行进一步的药代动力学（pharmacokinetic，PK）研究，但更重要的是要考虑到，简单地建议患者不使用营养补充品可能不太有效。患者可能会觉得他们的担忧和愿望没有被医生倾听或解决，并决定无论如何都要使用营养补充剂，继而导致他们面临一定的治疗风险。此外，大家都没有注意到可以个体化的制订异常生物标志物这个研究前景，这样可以更好地了解一些被我们忽视的有价值的信息。在 MBC 中做天然产物是不可能做到十全十美的，鉴于篇幅限制，以下资料仅限于涵盖肿瘤治疗专家最常见的营养补充问题。

1. 维生素 D

多项观察性研究的 Meta 分析表明，维生素 D 缺乏与乳腺癌风险增加有关，而维生素 D 摄入量增加与乳腺癌风险降低相关 [39]。然而，孟德尔随机研究中并未发现基因相关低表达 25（OH）D 的单核苷酸多态性（single-nucleotide polymorphism，SNP）和乳腺癌发生风险之间存在一致性的关系 [40]，这与前瞻性研究出现了相互矛盾的结果，这可能是固定剂量方案及相应的补充剂量方案和维生素 D 缺乏水平和患病率的基线差异有关 [41, 42]。多项研究证实，无论这种情况在一级预防中的程度如何，新诊断的乳腺癌患者维生素 D 缺乏症的患病率高达 65% 左右 [43, 44]。这就需要解决维生素 D 缺乏这一问题以期达到骨骼系统和免疫系统的健康 [45]，当维生素 D 升高到足够高的水平时，可控制 CVD 风险来缓解芳香化酶抑制药诱导的关节痛症状 [46]，这对改善无病生存率和总生存率有潜在影响 [47-49]。维生素 D 应按个体化剂量给予，并应重新检验其表达水平来确认缺乏的情况是否得到纠正，在可能的情况下可与维生素 K_2 结合使用来保持骨骼健康。

2. ω-3 脂肪酸

随着精加工食品的兴起和西方饮食的流入，ω-3 脂肪酸的摄入量和 ω-3/ω-6 的比例显著下降，ω-3 脂肪酸通过产生类二十烷酸和促进特定介质的消退，在调节炎症的过程中起着重要的作用，如分解素、保护素（促消炎的介质素）和树脂 [50, 51]。ω-3 脂肪酸单独使用或与夜来香油联合使用可以减少乳腺癌的炎症指标，并减轻芳香化酶抑制药诱导的关节痛症状，尤其是对于肥胖患者效果可能更显著 [52-54]。目前 ω-3 脂肪酸对心脏毒性和其他治疗并发症的影响相关性的研究正在进一步开展 [55, 56]。

3. 抗氧化剂、铁和谷氨酰胺

目前关于抗氧化剂的使用仍存在争议 [57]。虽然目前使用经典抗氧化剂仍需要谨慎，但不幸的是，临床医生和研究团队经常忽视经典抗氧化剂之间的重要区别，其中就包括不应在住院治疗中使用合成的抗氧化剂，而且一些具有抗氧化作用的非经典物质也可以与化疗或放疗联合使用。这些证据不能从一个推断到另一个，例如，直接从 β- 胡萝卜素推断到姜黄素。这种细微的差别一直延伸到营养素的剂量和结构，甚至是同一类别的物质也有不同，例如，生育三烯酚对比天然维生素 E 中的生育酚也存在不同 [58-60]。

当不是因缺铁而贫血，而是因维生素 B_{12} 或叶酸缺乏，活动性的炎症及疾病本身引起缺铁时，应谨慎的避免过量补铁。过量补铁可能导致癌症疗效变差 [57]。一些创新性的治疗方法，包括使用乳铁蛋白，在一般人群中的治疗效果往往优于硫酸亚铁 [61]，而低剂量富马酸亚铁或甘氨酸与支持铁吸收的益生元或益生菌的联合使用的效果，目前正在乳腺癌试验中进行进一步的探索 [62]。过量的铁具有促氧化和促炎症作用，可能会导致胃肠道的生态环境失调 [63]。

由于对癌症代谢的多种影响，谷氨酰胺是一种有争议的补充剂 [64]，目前已广泛应用于黏膜炎的治疗 [65]。值得注意的是，谷氨酰胺的作用可能取决于癌症类型和治疗时使用的剂量，虽然有证据表明使用谷氨酰胺后症状缓解，但缺乏足够的长期安全随访或肿瘤预后报告，如无进展生存期（progression-free survival，PFS）和总生存期（overall survival，OS）。虽然目前并没有针对乳腺癌进行专门的研究，但根据我们的临床经验，碳酸锌在黏膜炎的治疗中是一种潜在选择，并且效果良好 [66, 67]。

（二）药用菌或药用真菌

几个世纪以来，药用菌一直在中医（traditional Chinese medicine，TCM）中广泛应用于癌症治疗，数十年来，多种产品已在亚洲获批用于癌症治疗 [68, 69]。药用菌及其单个成分从免疫调节到益生元特性等在癌症治疗方面具有多种作用机制 [70, 71]。现有研究表明，药用菌在改善化疗相关毒性、提高生活质量、调节免疫反应及提高疗效方面具有良好作用 [72, 73]。然而，我们需要精心设计特定药用菌配方联合癌症给药方案的大型随机对照试验，来评估药用菌与常规治疗相结合的临床益处和最佳方案。癌症治疗中最常见的药用菌包括火鸡尾和灵芝等，当然治疗的前提是这些药用菌符合良好生产规范（Good Manufacturing Practice，GMP），并且制造商是经过污染物测试信誉良好的，做到这些才能做到良好的安全性 [74-76]。

（三）姜黄素和其他常见的抗炎物质

姜黄素是一种从姜黄中分离出来的植物化学物质，是少数几种在临床研究中被证明不仅具有抗炎作用，而且还可以作用于所有不同癌症特征的物质之一，能通过非编码 RNA 进行基因表达调节以达到其作为表观遗传因子的作用 [77-80]。在抗肿瘤治疗时联合姜黄素还能增强阿霉素、紫杉醇、顺铂和氟尿嘧啶的疗效 [81]。然而，大剂量口服姜黄素能影响体内他莫昔芬的表达水平，长期接受他莫昔芬治疗的患者不推荐使用 [82]。在临床实践中，姜黄素常常用于控制治疗期间升高的炎症指标及相关症状，目前需要更多形式和剂量的研究来确定特定化疗和其他药物治疗期间姜黄素的临床益处。

除了姜黄素之外，其他常见的抗炎物质还包括齿叶乳香和黑种草籽油。在最近的一项 2 期临床研究中已经证实，齿叶乳香与 α- 硫辛酸、甲基磺酰甲烷和菠萝蛋白酶相结合可以减轻芳香化酶抑制药诱导的关节痛 [83]，但目前缺乏与其他疗法联合使用的证据。重要的是要告知患者，网上推荐的乳香油与使用草药本身不同，因此不太可能具有相同的功效。百里醌是黑孜然种子的关键成分，在临床研究中具有广泛的作用，包括抗增殖、促凋亡、细胞毒性、抑制转移和化疗增敏作用，并且在三阴性乳腺癌（triple negative breast cancer，TNBC）中有一些重要的临床数据，需要在临床试验中进行更进一步的探索 [84-86]。在一般人群的临床研究中，黑孜然籽已经被证明可以减轻氧化应激反应和炎症反应，调节胰岛素敏感性，以及调节甲状腺自身免疫功能 [87-89]。

（四）益生菌、益生元、合生元和后生元

益生菌作为一种活的微生物，口服后可以对人体健康带来好处 [90]，而后生元是无生命微生物和（或）具有上述益处成分的制剂 [91]。益生元是一种选择性发酵的成分，可促进与宿主健康益处相关的胃肠道微生物群的组成和（或）活性的特定变化，而合生元是益生元和益生菌的组合 [92]。虽然讨论有关益生菌、益生元、合生元和后生元的最新试验数据超出了本书的范围，但随着进一步的研究，益生菌或合生元可能在控制化疗相关胃肠道反应和减轻化疗相关认知障碍发挥重要作用，当然前提是没有严重的中性粒细胞减少 [93, 94]。然而，益生菌在基于 ICI 的免疫治疗中的作用更具争议性，在这一点上需要结合特定饮食方法，例如，每天至少摄入 20g 益生菌并坚持地中海饮食，可能才更有效果，这些数据主要来自黑色素瘤研究 [95, 96]。目前关于益生元和粪便微生物移植（faecal microbiome transplantation，FMT）的作用正在探索中。虽然后者是一种有前途

的高科技方法，但也应该提供足够的资金投资于低成本的益生元、后生元和合生元。

（五）口服天然产物：草药

草药疗法有多种，从西草药、传统中医、印度传统医学阿育吠陀、Unani-Tibb 医学体系到各种当地土著治疗。举一个例子，最近的一项 Meta 分析中研究了草药作为乳腺癌治疗的辅助方法，发现草药在减轻肿瘤治疗反应和提高生存方面有好处[97]。不同传统治疗和特定草药的证据基础各不相同，应根据个人情况对其自身治疗进行选择。虽然我们无法在这里检测不同草药疗法的复杂性，但值得注意的是，草药可以在乳腺癌的症状管理、治疗耐受性和改善生活质量方面发挥重要作用[98]，当然前提是它是由经过适当培训并具有癌症治疗经验的专业医护人员管理。药物与草药的相互作用应该进一步研究。

（六）可注射天然产物

1. 槲寄生

槲寄生提取物（viscum album extract，VAE）在癌症支持治疗方面有着悠久的使用历史，特别是在德国。并且在癌症支持治疗方面也在世界多个国家获得了使用许可。通常每周皮下注射 2～3 次，对于特定病例，可在医生监督下静脉注射（Ⅳ）给药。一些指南推荐使用 VAE 来改善受一系列实体瘤（包括乳腺癌）影响的患者的生活质量和乏力[99-101]。由专业的医生开具处方和给药，并在临床上完成第一次试验剂量。在监测使用过程中可能出现的过敏反应时，VAE 表现出了良好的安全记录。在英国的治疗中心，过去 3 年内静脉注射或者皮下注射 VAE 都没有经历过严重的不良事件或过敏反应。约翰斯·霍普金斯大学最近进行的一项静脉注射槲寄生疗法的临床试验中显示，经过 VAE 预防治疗的实体瘤患者，其在疾病控制和生活质量方面的毒性都是可控的[102]，目前更进一步的试验正在进行中。关于皮下注射和静脉注射方案的更多高质量随机对照试验将是又一个值得研究的领域，包括监测免疫功能指标，以及对生活质量、乏力和生存结果的影响。

在临床中举一个简短的实际案例作为例子，一位 ER 阳性并伴有广泛转移的乳腺癌患者正在接受哌柏西利和来曲唑治疗，由于白细胞计数低导致疾病控制情况恶化，没有按时进行本周期治疗。在综合性肿瘤治疗计划中，经过每周3次皮下 VAE 治疗 8 周后，淋巴细胞减少症得到解决，不再跳过计划周期的治疗，乏力症状也明显改善。截至本文发表时，该患者疾病控制已稳定 18 个月，根据 PROMIS 评估，没有新的疾病复发，生活质量也极佳。

2. 静脉注射维生素 C

人们普遍误认为高剂量静脉注射维生素 C（high-dose IV vitamin C，HDIVC）或抗坏血酸是一种抗氧化剂。相反，与膳食剂量中的维生素 C 不同，HDIVC 具有促氧化作用，以及其他的多效作用。例如，HDIVC 是一种表观遗传调节因子、免疫调节剂，并且能作为上皮细胞向间充质细胞转化和乏氧细胞的抑制药 [103]。HDIVC 可能起到化疗协同的作用，并且能减轻化疗相关毒性 [103]。在一项针对 70 例 TNBC 患者进行的吉西他滨和卡铂化疗联合或不联合静脉用维生素 C 1g/kg 的回顾性研究中显示，IVC 组的中位无进展生存时间、中位总生存时间和不良事件都有所改善 [104]。超过 1g/kg 的高剂量 IVC 与乳腺癌放射治疗相结合已被证明可以降低 NLR[105]，并且在包括乳腺癌在内的混合实体瘤患者组中，一系列 IVC 剂量已被证明可以在标准抗肿瘤治疗后降低 CRP 和促炎症细胞因子 [106]。由于有溶血的风险，在开始 HDIVC 之前，需要进行血清 G6PD 水平或进行基因检测患者是否有 G6PD 缺乏症。

3. 静脉注射姜黄素

之前已经对姜黄素的作用做了总体概述。在最近的一项 MBC 随机对照试验中发现，静脉注射 300mg 姜黄素联合紫杉醇化疗优于紫杉醇 – 安慰剂组合，治疗 12 周后患者的客观缓解率和身体功能都有所改善（ORR 51% vs. 33%，$P < 0.01$）[107]。静脉注射姜黄素不仅不会导致任何重大的不良事件，而且还可以减少乏力情况 [107]。在临床实践中，如果治疗中出现显著的肝功能异常或因肿瘤转移导致肝脏损害而使 LFT 显著升高的情况，我们建议谨慎或停止静脉注射姜黄素剂量超过 300mg。由于静脉注射姜黄素必须包含增溶剂以确保静脉注射盐水中的脂溶性姜黄素给药，这就导致过敏反应的风险增加，因此应在医生的监测下使用试验剂量。

其他静脉注射疗法可能在不同的临床试验中进行，效果各异，由于证据和篇幅限制，这里不做进一步讨论。至关重要的是，此类疗法必须首先证明其安全性，针对特定的适应证 / 使用目的，并在完整 MDT 治疗团队的协作管理期间进行仔细监测。对于静脉注射疗法，通常不是"越多越好"，应该仔细关注其机制，包括天然产品之间及其与常见药物相关的协同和拮抗作用，这一点很重要。静脉注射谷胱甘肽在对生存结果的影响方面需要进一步的安全性数据，因为谷胱甘肽在与化疗联合用药时存在一些潜在有害的机制 [108, 109]。

六、医用大麻

在立法和临床框架不同的国家之间，医用大麻在癌症支持治疗中的使用存在明显差异。文献中记载，从改善厌食症和恶心到缓解疼痛和焦虑，医用大麻对缓解身心健康症状都有显著的好处 [110]。重要的是，医用大麻应该由从事全方位的整合肿瘤学 MDT 工作的专业临床医生来开具处方、剂量并进行监督，出于安全原因考虑，不建议自行服用非处方产品。四氢大麻酚（THC）和大麻二酚（cannabidiol, CBD）具有截然不同的生理作用，它们的用途在不同的癌症类型、协调使用的治疗药物和个体之间比率有所不同。关于使用医用大麻与免疫检查点抑制药，有些数据相互矛盾，存在一些争议 [111, 112]，在提供更多确凿证据之前，建议谨慎使用并听取专家意见。

七、针对转移性乳腺癌建立合理且个体化的支持治疗

考虑到综合性肿瘤支持治疗带有压倒性"选择和混合"阵列，大家可能会认为它太复杂了。其实，与综合性肿瘤治疗团队一起制订多形式联合治疗计划也需要遵循一个逻辑顺序。从整体评估开始，包括患者的目标和需求、生物标志物测量和治疗考虑，我们可以设定几个具体目标及一些基于临床证据、患者可接受且可行的干预措施。例如，在评估之后，临床医生可能会提出以下优先事项和干预措施。

1. 针灸缓解化疗引起的恶心、呕吐。

2. 通过抗感染治疗和营养支持治疗、运动和有针对性的对症支持治疗来降低升高的 CRP 和 ESR。

3. 通过正念疗法的干预减少焦虑。

然后，选择目标及伴随的干预措施应成为持续监测的基础。这可能涉及生物标志物、不良事件报告和患者报告的结果测量的组合，以评估影响并根据患者需要重新调整治疗计划，无论是在提高有效性还是处理新出现问题的方面，都能够支持转移性疾病患者重新获得治疗体力、提高恢复能力并与癌症共存，而不是勉强生存，我们感到非常荣幸，综合性肿瘤治疗为我们提供了完成这项急需工作的框架和工具。

八、总结

整合肿瘤学在优化晚期肿瘤患者的体能状态、症状控制和生活质量方面发挥着至关重要的作用。转移性乳腺癌现在被视为一种慢性疾病，我们的根本目标应该是在支持治疗中优化患者的生活质量，以便尽可能长时间地与癌症一起生活，但 MBC 患者往往存在许多未得到满足的需求。我们应始终尝试优化患者的生活质量、生理和营养参数及相关肿瘤标志物，而不是觉得在转移性疾病中这些都无法实现。本章简要介绍了 MBC 患者的评估、监测和优化，以及在个体化整合肿瘤治疗计划中可以考虑的一些关键的支持治疗方式。与整合肿瘤学团队一起制订多模式 MBC 支持治疗计划应从整体评估，包括患者目标和需求、肿瘤标志物测量和治疗考虑因素，从而实现具体目标，以及进行一些基于临床数据、患者能接受且可行的伴随干预措施。应结合肿瘤标志物、不良事件报告和患者报告的结果措施对整合肿瘤学计划进行持续监测，以评估影响并根据需要重新调整治疗计划，无论是在提高有效性还是在治疗方面都能随时应对出现的新挑战。

参考文献

[1] McBain SA, Stoycos S, Doenges T. Breaking silos to address medical trauma: the need for integration of trauma and health psychology training. J Clin Psychol Med Settings. 2023;30(2):380-6. https://doi.org/10.1007/s10880-022-09897-2.

[2] Andrejko ML, Katrichis A. Psychosocial barriers to care: recognizing and responding through a trauma-informed care approach. Clin J Oncol Nurs. 2022;26(1):11-3. https://doi.org/10.1188/22. Cjon.11-13.

[3] Marshall D, Green S, Jones BM, Starrs C, Montgomery GH, Minassian K, et al. Trauma-informed radiation therapy: implementation and evaluation of a sensitive practice tool for female patients undergoing radiotherapy for breast cancer. J Am Coll Radiol. 2022;19(11):1236-43. https://doi.org/10.1016/j.jacr.2022.07.011.

[4] Pitman RK, Rasmusson AM, Koenen KC, Shin LM, Orr SP, Gilbertson MW, et al. Biological studies of post-traumatic stress disorder. Nat Rev Neurosci. 2012;13(11):769-87. https://doi.org/10.1038/nrn3339.

[5] van der Kolk B. Posttraumatic stress disorder and the nature of trauma. Dialogues Clin Neurosci. 2000;2(1):7-22. https://doi.org/10.31887/DCNS.2000.2.1/bvdkolk.

[6] Agin-Liebes GI, Malone T, Yalch MM, Mennenga SE, Ponté KL, Guss J, et al. Long-term follow-up of psilocybin-assisted psychotherapy for psychiatric and existential distress in patients with life-threatening cancer. J Psychopharmacol. 2020;34(2):155-66. https://doi.org/10.1177/0269881119897615.

[7] Portigliatti Pomeri A, La Salvia A, Carletto S, Oliva F, Ostacoli L. EMDR in cancer patients: a systematic review. Front Psychol. 2020;11:590204. https://doi.org/10.3389/fpsyg.2020.590204.

[8] Maia LO, Beaussant Y, Garcia ACM. The therapeutic potential of psychedelic-assisted therapies for symptom control in patients diagnosed with serious illness: a systematic review. J Pain Symptom Manag. 2022;63(6):e725-e38. https://doi.org/10.1016/j.jpainsymman.2022.01.024.

[9] Griffiths RR, Johnson MW, Carducci MA, Umbricht A, Richards WA, Richards BD, et al. Psilocybin produces substantial and sustained decreases in depression and anxiety in patients with life-threatening cancer: a randomized double-blind trial. J Psychopharmacol. 2016;30(12):1181-97. https://doi.org/10.1177/0269881116675513.

[10] Hart NH, Crawford-Williams F, Crichton M, Yee J, Smith TJ, Koczwara B, et al. Unmet supportive care needs of people with advanced cancer and their caregivers: a systematic scoping review. Crit Rev Oncol Hematol. 2022;176:103728. https://doi.org/10.1016/j.critrevonc.2022.103728.

[11] Malone ER, Oliva M, Sabatini PJB, Stockley TL, Siu LL. Molecular profiling for precision cancer therapies. Genome Med. 2020;12(1):8. https://doi.org/10.1186/s13073-019-0703-1.

[12] Mateo J, Steuten L, Aftimos P, André F, Davies M, Garralda E, et al. Delivering precision oncology to patients with cancer. Nat Med. 2022;28(4):658-65. https://doi.org/10.1038/s41591-022-01717-2.

[13] Diakos CI, Charles KA, McMillan DC, Clarke SJ. Cancer-related inflammation and treatment effectiveness. Lancet Oncol. 2014;15(11):e493-503. https://doi.org/10.1016/s1470-2045(14)70263-3.

[14] Deshmukh SK, Srivastava SK, Poosarla T, Dyess DL, Holliday NP, Singh AP, et al. Inflammation, immunosuppressive microenvironment and breast cancer: opportunities for cancer prevention and therapy. Ann Transl Med. 2019;7(20):593. https://doi.org/10.21037/atm.2019.09.68.

[15] Peng P, Chen L, Shen Q, Xu Z, Ding X. Prognostic nutritional index (PNI) and controlling nutritional status (CONUT) score for predicting outcomes of breast cancer: a systematic review and meta-analysis. Pak J Med Sci. 2023;39(5):1535-41. https://doi.org/10.12669/pjms.39.5.7781.

[16] Zhang X, Liu Y, Mu D. Influence of prognostic nutritional index on the surveillance after surgery-based systematic therapy for breast cancer. Am Surg. 2023;1:31348231191200. https://doi.org/10.1177/00031348231191200.

[17] Lu Q, Qin T, Xu F, Zeng Y, Xia W, Zheng Q, et al. Clinical implication of platelet-lymphocyte ratio and PD-L1 in breast cancer patients. Transl Cancer Res. 2018;7(3):659-67. https://doi.org/10.21037/tcr.2018.05.39.

[18] Gianni C, Palleschi M, Scarpi E, Merloni F, Blondeaux E, Puglisi F, et al. Inflammatory indexes as prognostic biomarkers in advanced triple negative breast cancer patients. Cancer Res. 2023;83(5 Supplement):1. https://doi.org/10.1158/1538-7445. SABCS22-P2-11-19.

[19] Vernieri C, Mennitto A, Prisciandaro M, Huber V, Milano M, Rinaldi L, et al. The neutrophil-to-lymphocyte and platelet-to-lymphocyte ratios predict efficacy of platinum-based chemotherapy in patients with metastatic triple negative breast cancer. Sci Rep. 2018;8(1):8703. https://doi.org/10.1038/s41598-018-27075-z.

[20] Joung EK, Lee JE. Prognostic role of changes in neutrophil-to-lymphocyte ratio, tumor infiltrating lymphocyte with programmed death ligand-1 in triple negative breast cancer. Ann Oncol. 2018;29(Supplement 8):viii87. https://doi.org/10.1093/annonc/mdy271.269.

[21] Pelizzari G, Basile D, Zago S, Lisanti C, Bartoletti M, Bortot L, et al. Lactate dehydrogenase (LDH) response to first-line treatment predicts survival in metastatic breast cancer: first clues for a cost-effective and dynamic biomarker. Cancers (Basel). 2019;11(9):1243. https://doi.org/10.3390/cancers11091243.

[22] Li L, Ai L, Jia L, Zhang L, Lei B, Zhang Q. High score of LDH plus dNLR predicts poor survival in patients with HER2-positive advanced breast cancer treated with trastuzumab emtansine. BMC Cancer. 2022;22(1):29. https://doi.org/10.1186/s12885-021-09131-6.

[23] Vozy A, Simonaggio A, Auclin E, Mezquita L, Baldini C, Martin-Romano P, et al. Applicability of the lung immune prognostic index (LIPI) to metastatic triple negative breast cancer (mTNBC) patients treated with immune checkpoint targeted monoclonal antibodies (ICT mAbs). Ann Oncol. 2018;29(Supplement 8):viii94. https://doi.org/10.1093/annonc/mdy272.286.

[24] Ji Y, Wang H. Prognostic prediction of systemic immune-inflammation index for patients with gynecological and breast cancers: a meta-analysis. World J Surg Oncol. 2020;18(1):197. https://doi.org/10.1186/s12957-020-01974-w.

[25] Varga A, Bernard-Tessier A, Auclin E, Mezquita Perez L, Baldini C, Planchard D, et al. Applicability of the lung immune prognostic index (LIPI) in patients with metastatic solid tumors when treated with immune checkpoint inhibitors (ICI) in early clinical trials. Ann Oncol. 2019;30(Supplement 1):i2. https://doi.org/10.1093/annonc/mdz027.001.

[26] Sephton SE, Sapolsky RM, Kraemer HC, Spiegel D. Diurnal cortisol rhythm as a predictor of breast cancer survival. J Natl Cancer Inst. 2000;92(12):994-1000. https://doi.org/10.1093/jnci/92.12.994.

[27] Bower JE, Ganz PA, Dickerson SS, Petersen L, Aziz N, Fahey JL. Diurnal cortisol rhythm and fatigue in breast cancer survivors. Psychoneuroendocrinology. 2005;30(1):92-100. https://doi.org/10.1016/j.psyneuen.2004.06.003.

[28] Allende S, Medina JL, Spiegel D, Zeitzer JM. Evening salivary cortisol as a single stress marker in women with metastatic breast cancer. Psychoneuroendocrinology. 2020;115:104648. https://doi.org/10.1016/j.psyneuen.2020.104648.

[29] Chrysostomou D, Roberts LA, Marchesi JR, Kinross JM. Gut microbiota modulation of efficacy and toxicity of cancer chemotherapy and immunotherapy. Gastroenterology. 2023;164(2):198-213. https://doi.org/10.1053/j.gastro.2022.10.018.

[30] Khodabakhshi A, Akbari ME, Mirzaei HR, Mehrad-Majd H, Kalamian M, Davoodi SH. Feasibility, safety, and beneficial effects of MCT-based ketogenic diet for breast cancer treatment: a randomized controlled trial study. Nutr Cancer. 2020;72(4):627-34. https://doi.org/10.1080/01635581.2019.1650942.

[31] Khodabakhshi A, Seyfried TN, Kalamian M, Beheshti M, Davoodi SH. Does a ketogenic diet have beneficial effects on quality of life, physical activity or biomarkers in patients with breast cancer:

a randomized controlled clinical trial. Nutr J. 2020;19(1):87. https://doi.org/10.1186/s12937-020-00596-y.

[32] Blow T, Hyde PN, Falcone JN, Neinstein A, Vasan N, Chitkara R, et al. Treating Alpelisib-induced hyperglycemia with very low carbohydrate diets and sodium-glucose co-transporter 2 inhibitors: a case series. Integr Cancer Ther. 2021;20:15347354211032283. https://doi.org/10.1177/15347354211032283.

[33] Tankova T, Senkus E, Beloyartseva M, Borštnar S, Catrinoiu D, Frolova M, et al. Management strategies for hyperglycemia associated with the α-selective PI3K inhibitor Alpelisib for the treatment of breast cancer. Cancers (Basel). 2022;14(7):1598. https://doi.org/10.3390/cancers14071598.

[34] Carlson LE, Ismaila N, Addington EL, Asher GN, Atreya C, Balneaves LG, et al. Integrative oncology care of symptoms of anxiety and depression in adults with cancer: society for integrative oncology-ASCO guideline. J Clin Oncol. 2023;41:4562. https://doi.org/10.1200/jco.23.00857.

[35] Meier EL, Mink van der Molen DR, Lansdorp CA, Batenburg MCT, van der Leij F, Verkooijen HM, et al. Hyperbaric oxygen therapy for local late radiation toxicity in breast cancer patients: a systematic review. Breast. 2023;67:46-54. https://doi.org/10.1016/j.breast.2022.12.009.

[36] Batenburg MCT, Maarse W, van der Leij F, Baas IO, Boonstra O, Lansdorp N, et al. The impact of hyperbaric oxygen therapy on late radiation toxicity and quality of life in breast cancer patients. Breast Cancer Res Treat. 2021;189(2):425-33. https://doi.org/10.1007/s10549-021-06332-2.

[37] De-Colle C, Beller A, Gani C, Weidner N, Heinrich V, Lamprecht U, et al. Radiotherapy and hyperthermia for breast cancer patients at high risk of recurrence. Int J Hyperth. 2022;39(1):1010-6. https://doi.org/10.1080/02656736.2022.2103593.

[38] Datta NR, Puric E, Klingbiel D, Gomez S, Bodis S. Hyperthermia and radiation therapy in locoregional recurrent breast cancers: a systematic review and meta-analysis. Int J Radiat Oncol Biol Phys. 2016;94(5):1073-87. https://doi.org/10.1016/j.ijrobp.2015.12.361.

[39] Hossain S, Beydoun MA, Beydoun HA, Chen X, Zonderman AB, Wood RJ. Vitamin D and breast cancer: a systematic review and meta-analysis of observational studies. Clin Nutr ESPEN. 2019;30:170-84. https://doi.org/10.1016/j.clnesp.2018.12.085.

[40] Ong JS, Gharahkhani P, An J, Law MH, Whiteman DC, Neale RE, et al. Vitamin D and overall cancer risk and cancer mortality: a mendelian randomization study. Hum Mol Genet. 2018;27(24):4315-22. https://doi.org/10.1093/hmg/ddy307.

[41] Manson JE, Cook NR, Lee IM, Christen W, Bassuk SS, Mora S, et al. Vitamin D supplements and prevention of cancer and cardiovascular disease. N Engl J Med. 2019;380(1):33-44. https://doi.org/10.1056/NEJMoa1809944.

[42] Grant WB, Boucher BJ, Al Anouti F, Pilz S. Comparing the evidence from observational studies and randomized controlled trials for nonskeletal health effects of vitamin D. Nutrients. 2022;14(18):3811. https://doi.org/10.3390/nu14183811.

[43] Voutsadakis IA. Vitamin D baseline levels at diagnosis of breast cancer: a systematic review and meta-analysis. Hematol Oncol Stem Cell Ther. 2021;14(1):16-26. https://doi.org/10.1016/j.hemonc.2020.08.005.

[44] Zemlin C, Altmayer L, Stuhlert C, Schleicher JT, Wörmann C, Lang M, et al. Prevalence and relevance of vitamin D deficiency in newly diagnosed breast cancer patients: a pilot study. Nutrients. 2023;15(6):1450. https://doi.org/10.3390/nu15061450.

[45] Charoenngam N, Holick MF. Immunologic effects of vitamin D on human health and disease. Nutrients. 2020;12(7):2097. https://doi.org/10.3390/nu12072097.

[46] Khan QJ, Reddy PS, Kimler BF, Sharma P, Baxa SE, O'Dea AP, et al. Effect of vitamin D

supplementationon serum 25-hydroxy vitamin D levels, joint pain, and fatigue in women starting adjuvant letrozole treatment for breast cancer. Breast Cancer Res Treat. 2010;119(1):111-8. https://doi.org/10.1007/s10549-009-0495-x.

[47] Hu K, Callen DF, Li J, Zheng H. Circulating vitamin D and overall survival in breast cancer patients: a dose-response meta-analysis of cohort studies. Integr Cancer Ther. 2018;17(2):217-25. https://doi.org/10.1177/1534735417712007.

[48] Griffin N, Dowling M. Vitamin D supplementation and clinical outcomes in cancer survivorship. Br J Nurs. 2018;27(19):1121-8. https://doi.org/10.12968/bjon.2018.27.19.1121.

[49] Park SH, Hoang T, Kim J. Dietary factors and breast cancer prognosis among breast cancer survivors: a systematic review and meta-analysis of cohort studies. Cancers (Basel). 2021;13(21):5329. https://doi.org/10.3390/cancers13215329.

[50] Fabian CJ, Kimler BF, Hursting SD. Omega-3 fatty acids for breast cancer prevention and survivorship. Breast Cancer Res. 2015;17(1):62. https://doi.org/10.1186/s13058-015-0571-6.

[51] Simopoulos AP. The importance of the ratio of omega-6/omega-3 essential fatty acids. Biomed Pharmacother. 2002;56(8):365-79. https://doi.org/10.1016/s0753-3322(02)00253-6

[52] Arsic A, Krstic P, Paunovic M, Nedovic J, Jakovljevic V, Vucic V. Anti-inflammatory effect of combining fish oil and evening primrose oil supplementation on breast cancer patients undergoing chemotherapy: a randomized placebo-controlled trial. Sci Rep. 2023;13(1):6449. https://doi.org/10.1038/s41598-023-28411-8.

[53] Shen S, Unger JM, Crew KD, Till C, Greenlee H, Gralow J, et al. Omega-3 fatty acid use for obese breast cancer patients with aromatase inhibitor-related arthralgia (SWOG S0927). Breast Cancer Res Treat. 2018;172(3):603-10. https://doi.org/10.1007/s10549-018-4946-0.

[54] Paixão E, Oliveira ACM, Pizato N, Muniz-Junqueira MI, Magalhães KG, Nakano EY, et al. The effects of EPA and DHA enriched fish oil on nutritional and immunological markers of treatment naïve breast cancer patients: a randomized double-blind controlled trial. Nutr J. 2017;16(1):71. https://doi.org/10.1186/s12937-017-0295-9.

[55] Carrasco R, Ramirez MC, Nes K, Schuster A, Aguayo R, Morales M, et al. Prevention of doxorubicin-induced cardiotoxicity by pharmacological non-hypoxic myocardial preconditioning based on docosahexaenoic acid (DHA) and carvedilol direct antioxidant effects: study protocol for a pilot, randomized, double-blind, controlled trial (CarDHA trial). Trials. 2020;21(1):137. https://doi.org/10.1186/s13063-019-3963-6.

[56] Newell M, Mackey JR, Bigras G, Alvarez-Camacho M, Goruk S, Ghosh S, et al. Comparing Docosahexaenoic Acid (DHA) concomitant with neoadjuvant chemotherapy versus neoadjuvant chemotherapy alone in the treatment of breast cancer (DHA WIN): protocol of a double-blind, phase II, randomised controlled trial. BMJ Open. 2019;9(9):e030502. https://doi.org/10.1136/bmjopen-2019-030502.

[57] Ambrosone CB, Zirpoli GR, Hutson AD, McCann WE, McCann SE, Barlow WE, et al. Dietary supplement use during chemotherapy and survival outcomes of patients with breast cancer enrolled in a cooperative group clinical trial (SWOG S0221). J Clin Oncol. 2020;38(8):804-14. https://doi.org/10.1200/jco.19.01203.

[58] De Silva L, Chuah LH, Meganathan P, Fu JY. Tocotrienol and cancer metastasis. Biofactors. 2016;42(2):149-62. https://doi.org/10.1002/biof.1259.

[59] Jiang Q. Natural forms of vitamin E as effective agents for cancer prevention and therapy. Adv Nutr. 2017;8(6):850-67. https://doi.org/10.3945/an.117.016329.

[60] Idriss M, Younes M, Abou Najem S, Hodroj MH, Fakhoury R, Rizk S. Gamma-Tocotrienol

synergistically promotes the anti-proliferative and pro-apoptotic effects of etoposide on breast cancer cell lines. Curr Mol Pharmacol. 2022;15(7):980-6. https://doi.org/10.2174/1874467215666220131095 611.

[61] Zhao X, Zhang X, Xu T, Luo J, Luo Y, An P. Comparative effects between oral lactoferrin and ferrous sulfate supplementation on iron-deficiency anemia: a comprehensive review and meta-analysis of clinical trials. Nutrients. 2022;14(3):543. https://doi.org/10.3390/nu14030543.

[62] Zakrzewska Z, Zawartka A, Schab M, Martyniak A, Skoczeń S, Tomasik PJ, et al. Prebiotics, probiotics, and postbiotics in the prevention and treatment of anemia. Microorganisms. 2022; 10(7):1330. https://doi.org/10.3390/microorganisms10071330.

[63] Rusu IG, Suharoschi R, Vodnar DC, Pop CR, Socaci SA, Vulturar R, et al. Iron supplementation influence on the gut microbiota and probiotic intake effect in iron deficiency-a literature-based review. Nutrients. 2020;12(7):1993. https://doi.org/10.3390/nu12071993.

[64] Cluntun AA, Lukey MJ, Cerione RA, Locasale JW. Glutamine metabolism in cancer: understanding the heterogeneity. Trends Cancer. 2017;3(3):169-80. https://doi.org/10.1016/j.trecan.2017.01.005.

[65] Anderson PM, Lalla RV. Glutamine for amelioration of radiation and chemotherapy associated mucositis during cancer therapy. Nutrients. 2020;12(6):1675. https://doi.org/10.3390/nu12061675.

[66] Hewlings S, Kalman D. A review of zinc-L-carnosine and its positive effects on oral mucositis, taste disorders, and gastrointestinal disorders. Nutrients. 2020;12(3):665. https://doi.org/10.3390/nu12030665.

[67] Tang W, Liu H, Ooi TC, Rajab NF, Cao H, Sharif R. Zinc carnosine: frontiers advances of supplement for cancer therapy. Biomed Pharmacother. 2022;151:113157. https://doi.org/10.1016/j.biopha.2022.113157.

[68] van Steenwijk HP, Bast A, de Boer A. Immunomodulating effects of fungal beta-glucans: from traditional use to medicine. Nutrients. 2021;13(4):1333. https://doi.org/10.3390/nu13041333.

[69] Zhang M, Zhang Y, Zhang L, Tian Q. Mushroom polysaccharide lentinan for treating different types of cancers: a review of 12 years clinical studies in China. Prog Mol Biol Transl Sci. 2019;163:297-328. https://doi.org/10.1016/bs.pmbts.2019.02.013.

[70] Park HJ. Current uses of mushrooms in cancer treatment and their anticancer mechanisms. Int J Mol Sci. 2022;23(18):10502. https://doi.org/10.3390/ijms231810502.

[71] Xu J, Chen F, Wang G, Liu B, Song H, Ma T. The versatile functions of G. Lucidum polysaccharides and G. Lucidum triterpenes in cancer radiotherapy and chemotherapy. Cancer Manag Res. 2021;13:6507-16. https://doi.org/10.2147/cmar.S319732.

[72] Narayanan S, de Mores AR, Cohen L, Anwar MM, Lazar F, Hicklen R, et al. Medicinal mushroom supplements in cancer: a systematic review of clinical studies. Curr Oncol Rep. 2023;25(6):569-87. https://doi.org/10.1007/s11912-023-01408-2.

[73] Jeitler M, Michalsen A, Frings D, Hübner M, Fischer M, Koppold-Liebscher DA, et al. Significance of medicinal mushrooms in integrative oncology: a narrative review. Front Pharmacol. 2020;11:580656. https://doi.org/10.3389/fphar.2020.580656.

[74] Rossi P, Difrancia R, Quagliariello V, Savino E, Tralongo P, Randazzo CL, et al. B-glucans from Grifola frondosa and Ganoderma lucidum in breast cancer: an example of complementary and integrative medicine. Oncotarget. 2018;9(37):24837-56. https://doi.org/10.18632/oncotarget.24984.

[75] Deng Y, Ma J, Tang D, Zhang Q. Dynamic biomarkers indicate the immunological benefits provided by Ganoderma spore powder in post-operative breast and lung cancer patients. Clin Transl Oncol. 2021;23(7):1481-90. https://doi.org/10.1007/s12094-020-02547-9.

[76] Eliza WL, Fai CK, Chung LP. Efficacy of Yun Zhi (Coriolus versicolor) on survival in cancer patients:

systematic review and meta-analysis. Recent Patents Inflamm Allergy Drug Discov. 2012;6(1):78-87. https://doi.org/10.2174/187221312798889310.

[77] Paul S, Sa G. Curcumin as an adjuvant to cancer immunotherapy. Front Oncol. 2021;11:675923. https://doi.org/10.3389/fonc.2021.675923.

[78] Banik U, Parasuraman S, Adhikary AK, Othman NH. Curcumin: the spicy modulator of breast carcinogenesis. J Exp Clin Cancer Res. 2017;36(1):98. https://doi.org/10.1186/s13046-017-0566-5.

[79] Sadoughi F, Maleki Dana P, Asemi Z, Yousefi B. Targeting microRNAs by curcumin: implication for cancer therapy. Crit Rev Food Sci Nutr. 2022;62(28):7718-29. https://doi.org/10.1080/10408398.2021.1916876.

[80] Shukla S, Penta D, Mondal P, Meeran SM. Epigenetics of breast cancer: clinical status of epi-drugs and phytochemicals. Adv Exp Med Biol. 2019;1152:293-310. https://doi.org/10.1007/978-3-030-20301-6_16.

[81] Farghadani R, Naidu R. Curcumin as an enhancer of therapeutic efficiency of chemotherapy drugs in breast cancer. Int J Mol Sci. 2022;23(4):2144. https://doi.org/10.3390/ijms23042144.

[82] Hussaarts K, Hurkmans DP, Oomen-de Hoop E, van Harten LJ, Berghuis S, van Alphen RJ, et al. Impact of curcumin (with or without Piperine) on the pharmacokinetics of tamoxifen. Cancers (Basel). 2019;11(3):403. https://doi.org/10.3390/cancers11030403.

[83] Desideri I, Lucidi S, Francolini G, Meattini I, Ciccone LP, Salvestrini V, et al. Use of an alfa-lipoic, Methylsulfonylmethane, Boswellia serrata and Bromelain dietary supplement (OPERA®) for aromatase inhibitors-related arthralgia management (AIA): a prospective phase II trial (NCT04161833). Med Oncol. 2022;39(8):113. https://doi.org/10.1007/s12032-022-01723-x.

[84] Adinew GM, Messeha SS, Taka E, Badisa RB, Soliman KFA. Anticancer effects of thymoquinone through the antioxidant activity, upregulation of Nrf2, and downregulation of PD-L1 in triple-negative breast cancer cells. Nutrients. 2022;14(22):4787. https://doi.org/10.3390/nu14224787.

[85] Korak T, Ergül E, Sazci A. Nigella sativa and cancer: a review focusing on breast cancer, inhibition of metastasis and enhancement of natural killer cell cytotoxicity. Curr Pharm Biotechnol. 2020;21(12):1176-85. https://doi.org/10.2174/1389201021666200430120453.

[86] Adinew GM, Taka E, Mochona B, Badisa RB, Mazzio EA, Elhag R, et al. Therapeutic potential of thymoquinone in triple-negative breast cancer prevention and progression through the modulation of the tumor microenvironment. Nutrients. 2021;14(1):79. https://doi.org/10.3390/nu14010079.

[87] Hannan MA, Rahman MA, Sohag AAM, Uddin MJ, Dash R, Sikder MH, et al. Black cumin (Nigella sativa L.): a comprehensive review on phytochemistry, health benefits, molecular pharmacology, and safety. Nutrients. 2021;13(6):1784. https://doi.org/10.3390/nu13061784.

[88] Hamdan A, Haji Idrus R, Mokhtar MH. Effects of nigella sativa on type-2 diabetes mellitus: a systematic review. Int J Environ Res Public Health. 2019;16(24):4911. https://doi.org/10.3390/ijerph16244911.

[89] Osowiecka K, Myszkowska-Ryciak J. The influence of nutritional intervention in the treatment of Hashimoto's thyroiditis-a systematic review. Nutrients. 2023;15(4):1041. https://doi.org/10.3390/nu15041041.

[90] Thu MS, Ondee T, Nopsopon T, Farzana IAK, Fothergill JL, Hirankarn N, et al. Effect of probiotics in breast cancer: a systematic review and meta-analysis. Biology (Basel). 2023;12(2):280. https://doi.org/10.3390/biology12020280.

[91] Vinderola G, Sanders ME, Salminen S. The concept of postbiotics. Foods. 2022;11(8):1077. https://doi.org/10.3390/foods11081077.

[92] de Vrese M, Schrezenmeir J. Probiotics, prebiotics, and synbiotics. Adv Biochem Eng Biotechnol.

2008;111:1-66. https://doi.org/10.1007/10_2008_097.

[93] Juan Z, Chen J, Ding B, Yongping L, Liu K, Wang L, et al. Probiotic supplement attenuates chemotherapy-related cognitive impairment in patients with breast cancer: a randomised, double-blind, and placebo-controlled trial. Eur J Cancer. 2022;161:10-22. https://doi.org/10.1016/j.ejca.2021.11.006.

[94] Csendes D, Gutlapalli SD, Prakash K, Swarnakari KM, Bai M, Manoharan MP, et al. Gastrointestinal microbiota and breast cancer chemotherapy interactions: a systematic review. Cureus. 2022;14(11):e31648. https://doi.org/10.7759/cureus.31648.

[95] Spencer CN, McQuade JL, Gopalakrishnan V, McCulloch JA, Vetizou M, Cogdill AP, et al. Dietary fiber and probiotics influence the gut microbiome and melanoma immunotherapy response. Science. 2021;374(6575):1632-40. https://doi.org/10.1126/science.aaz7015.

[96] Bolte LA, Lee KA, Björk JR, Leeming ER, Campmans-Kuijpers MJE, de Haan JJ, et al. Association of a mediterranean diet with outcomes for patients treated with immune checkpoint blockade for advanced melanoma. JAMA Oncol. 2023;9(5):705-9. https://doi.org/10.1001/jamaoncol.2022.7753.

[97] Ho VW, Tan HY, Guo W, Li S, Wang N, Meng W, et al. Efficacy and safety of Chinese herbal medicine on treatment of breast cancer: a meta-analysis of randomized controlled trials. Am J Chin Med. 2021;49(7):1557-75. https://doi.org/10.1142/s0192415x21500737.

[98] Pan J, Fu S, Zhou Q, Lin D, Chen Q. Modified Xiaoyao San combined with chemotherapy for breast cancer: a systematic review and meta-analysis of randomized controlled trials. Front Oncol. 2023;13:1050337. https://doi.org/10.3389/fonc.2023.1050337.

[99] Pelzer F, Loef M, Martin DD, Baumgartner S. Cancer-related fatigue in patients treated with mistletoe extracts: a systematic review and meta-analysis. Support Care Cancer. 2022;30(8):6405-18. https://doi.org/10.1007/s00520-022-06921-x.

[100] Loef M, Walach H. Quality of life in cancer patients treated with mistletoe: a systematic review and meta-analysis. BMC Complement Med Ther. 2020;20(1):227. https://doi.org/10.1186/s12906-020-03013-3.

[101] Lyman GH, Greenlee H, Bohlke K, Bao T, DeMichele AM, Deng GE, et al. Integrative therapies during and after breast cancer treatment: ASCO endorsement of the SIO clinical practice guideline. J Clin Oncol. 2018;36(25):2647-55. https://doi.org/10.1200/jco.2018.79.2721.

[102] Paller CJ, Wang L, Fu W, Kumar R, Durham JN, Azad NS, et al. Phase I trial of intravenous mistletoe extract in advanced cancer. Cancer Res Commun. 2023;3(2):338-46. https://doi.org/10.1158/2767-9764.Crc-23-0002.

[103] Böttger F, Vallés-Martí A, Cahn L, Jimenez CR. High-dose intravenous vitamin C, a promising multi-targeting agent in the treatment of cancer. J Exp Clin Cancer Res. 2021;40(1):343. https://doi.org/10.1186/s13046-021-02134-y.

[104] Ou J, Zhu X, Zhang H, Du Y, Chen P, Wang J, et al. A retrospective study of gemcitabine and carboplatin with or without intravenous vitamin C on patients with advanced triple-negative breast cancer. Integr Cancer Ther. 2020;19:1534735419895591. https://doi.org/10.1177/1534735419895591.

[105] Park H, Kang J, Choi J, Heo S, Lee DH. The effect of high dose intravenous vitamin C during radiotherapy on breast cancer patients' neutrophil-lymphocyte ratio. J Altern Complement Med. 2020;26(11):1039-46. https://doi.org/10.1089/acm.2020.0138.

[106] Mikirova N, Casciari J, Rogers A, Taylor P. Effect of high-dose intravenous vitamin C on inflammation in cancer patients. J Transl Med. 2012;10:189. https://doi.org/10.1186/1479-5876-10-189.

[107] Saghatelyan T, Tananyan A, Janoyan N, Tadevosyan A, Petrosyan H, Hovhannisyan A, et al. Efficacy

and safety of curcumin in combination with paclitaxel in patients with advanced, metastatic breast cancer: a comparative, randomized, double-blind, placebo-controlled clinical trial. Phytomedicine. 2020;70:153218. https://doi.org/10.1016/j.phymed.2020.153218.

[108] Marini HR, Facchini BA, di Francia R, Freni J, Puzzolo D, Montella L, et al. Glutathione: lights and shadows in cancer patients. Biomedicine. 2023;11(8):2226. https://doi.org/10.3390/biomedicines11082226.

[109] Traverso N, Ricciarelli R, Nitti M, Marengo B, Furfaro AL, Pronzato MA, et al. Role of glutathione in cancer progression and chemoresistance. Oxidative Med Cell Longev. 2013;2013:972913. https://doi.org/10.1155/2013/972913.

[110] Abrams DI. Cannabis, cannabinoids and cannabis-based medicines in cancer care. Integr Cancer Ther. 2022;21:15347354221081772. https://doi.org/10.1177/15347354221081772.

[111] Bar-Sela G, Cohen I, Campisi-Pinto S, Lewitus GM, Oz-Ari L, Jehassi A, et al. Cannabis consumption used by cancer patients during immunotherapy correlates with poor clinical outcome. Cancers (Basel). 2020;12(9):2447. https://doi.org/10.3390/cancers12092447.

[112] Waissengrin B, Leshem Y, Taya M, Meiri D, Merimsky O, Shamai S, et al. The use of medical cannabis concomitantly with immune checkpoint inhibitors in non-small cell lung cancer: a sigh of relief? Eur J Cancer. 2023;180:52-61. https://doi.org/10.1016/j.ejca.2022.11.022.

第 12 章　对症支持治疗需要一个团队的协作

Symptomatic Care Is a Whole Team Approach

徐正阳 **译**　　王晓稼 **校**

一、支持肿瘤学

有证据表明，肿瘤治疗中的早期姑息性支持治疗可以改善住院患者的生活质量，在某些特定情况下甚至可以延长患者的生存期[1]。

支持肿瘤学的多学科姑息治疗团队整合了不同的专业，包括营养科、物理治疗、康复科、药剂科和社会志愿者，他们和肿瘤科医生、外科医生和护士一起工作，减轻患者及其家人和护理人员的痛苦[2]。通过整体的支持治疗和个体化的支持相关干预措施，可以防止患者再次入院治疗并提高患者生存率[2]。这些治疗需要在癌症患者的全程治疗中尽早介入，并融入癌症的治疗中，而不是等到患者生命的最后几天再进行。

世界卫生组织将姑息治疗定义为"一种能通过早期识别，对疼痛及其他身体、心理和精神问题的完美评估和治疗来预防和减轻痛苦，提高面临危及生命的疾病相关问题的患者及其家属生活质量的方法"[3]。

国家共识对姑息治疗的定义如下："姑息治疗是指以患者及其家庭为中心的治疗，通过预测、预防和治疗痛苦来优化患者生活质量[4]。"在整个疾病过程中的姑息治疗涉及解决患者身体、智力、情感、社会和精神需求，并促进患者自主权及获取信息和选择的权力[4]。

越来越多的证据表明，支持性和姑息性的治疗对癌症患者有好处，包括改善患者生活质量、延长生存期、缩短住院时间、减少住院、急诊和就诊次数。同时这也意味着患者医疗费用的降低 [5]。相关研究还表明，姑息治疗能减轻患者抑郁症状，改善身体和心理症状，提高患者满意度。如果尽早进行姑息治疗，可以减少晚期化疗的使用，增加临终关怀，以最大限度地提高患者最后几天的生活质量。

美国临床肿瘤学会建议临床医生将姑息治疗和支持性治疗纳入标准肿瘤治疗实践中，并为病程相对早期的晚期癌症患者（无论是住院患者还是门诊患者）提供专门的姑息治疗服务 [7]。建议的方法是尽早将患者乃至其家人和护理人员转诊至多学科支持和姑息治疗团队，以便患者及其护理人员在临终前获得此类服务的好处 [6, 7]。

二、ASCO 指南关于支持性肿瘤学的主要建议

（一）一般建议

晚期癌症患者，无论是住院患者还是门诊患者，都应在早期积极治疗的同时接受专门的支持和姑息治疗服务。建议患者（有时还包括患者的家人和护理人员）及早转诊至专科服务 [7]。

（二）具体建议

晚期癌症患者应转诊至跨学科姑息治疗团队，该团队在病程早期提供住院和门诊治疗，同时积极治疗癌症（推荐强度：强）[7]。

晚期癌症患者的姑息治疗应由跨学科姑息治疗团队提供，并在门诊和住院环境中提供咨询（推荐强度：中等）[7]。

晚期癌症患者应接受姑息治疗服务，其中包括转诊至姑息治疗提供者。姑息治疗的基本组成部分也包括以下内容 [7]。

- 与患者和家庭护理人员建立融洽的关系。
- 症状、焦虑和功能状态的管理（包括疼痛、呼吸困难、疲劳、睡眠障碍、情绪、恶心或便秘）。
- 加深患者对疾病和预后的了解和教育。
- 明确治疗目标。

- 应对患者需求的评估和支持治疗（如提供尊严治疗）。
- 协助进行医疗决策。
- 与其他学科协调定制方案。
- 向指定的其他专科提供转诊。

对于新诊断的晚期癌症患者，专家组建议在诊断后 8 周内进行早期姑息治疗（推荐强度：中等）[7]。

对于症状严重和（或）身体或心理社会需求未得到满足的癌症患者，应推荐患者在门诊进行癌症治疗，通过专业资源（如姑息治疗临床医生）来提供姑息治疗服务，作为现有治疗计划的补充（推荐强度：中等）[7]。

早期或晚期癌症患者的家庭护理人员可以在门诊通过护士、社会工作者或其他帮助者提供量身定制的姑息支持治疗建议，其中包括电话辅导、教育、转诊和面对面会议。对于居住在农村地区和（或）无法前往诊所和（或）更远距离的家庭护理人员，可以提供电话支持（推荐强度：弱）[7]。

一些肿瘤科医生不愿意早期与患者讨论姑息治疗，因为担心患者会认为这种理念属于临终关怀[8]。我们应该把支持性肿瘤治疗当作综合性肿瘤治疗的工具，尽早在积极肿瘤管理治疗阶段就开始探讨支持性治疗的内容。这样做的目的是让患者和临床医生能够进行支持治疗的交流，最终改善患者及其护理人员的生活质量。早期转诊至支持性肿瘤学团队和多学科团队的途径往往受到限制，但肿瘤科医生应尽一切努力整合门诊和住院服务[8]。减轻乳腺癌患者的疼痛、焦虑、抑郁和其他身体和心理症状，使他们能专注于良好的生活，并改善患者及其家人或护理人员的治疗体验[8]。支持性肿瘤治疗团队应与重症肿瘤治疗团队及肿瘤姑息治疗团队密切合作，并应进行持续沟通，以实现最佳的患者管理。

三、总结

支持性肿瘤学不仅指临终关怀和姑息治疗，它是患者症状的对症支持管理、积极的肿瘤治疗管理及姑息治疗的结合。卫生政策管理条例应该将支持性肿瘤学置于乳腺癌和其他恶性肿瘤癌症管理的核心，因为其对患者及其护理人员都有利。多学科团队应密切合作，尽可能为患者带来最佳的治疗，当然这对医疗保健系统也是有利的，因为这种治疗模式可以降低成本，能提供更多的门诊治疗而不是住院治疗。

<h1 style="text-align:center;color:red">参考文献</h1>

[1] Temel JS, Greer JA, Muzikansky A, Gallagher ER, Admane S, Jackson VA, Dahlin CM, Blinderman CD, Jacobsen J, Pirl WF, Billings JA, Lynch TJ. Early palliative care for patients with metastatic non-small-cell lung cancer. N Engl J Med. 2010;363(8):733-42.

[2] Kelley AS, Meier DE. Palliative care—a shifting paradigm. NEJM. 2010;363:781-2.

[3] Sepúlveda C, Marlin A, Yoshida T, Ullrich A. Palliative care: the World Health Organization's global perspective. J Pain Symptom Manag. 2022;24(2):91-6.

[4] Dahlin C. Clinical practice guidelines for quality palliative care released. J Hosp Palliat Nurs. 2004;6(3):141.

[5] Stewart E, Tavabie S, McGovern C, et al. Cancer centre supportive oncology service: health economic evaluation. BMJ Support Palliat Care. 2023;13:228-33.

[6] Yadav S, Heller IW, Schaefer N, et al. The health care cost of palliative care for cancer patients: a systematic review. Support Care Cancer. 2020;28:4561-73.

[7] Ferrell BR, Temel JS, Temin S, Smith TJ. Integration of palliative care into standard oncology care: ASCO clinical practice guideline update summary. J Oncol Pract. 2017;13(2):119-21.

[8] Salins N, Ghoshal A, Hughes S, et al. How views of oncologists and haematologists impacts palliative care referral: a systematic review. BMC Palliat Care. 2020;19:175.

第 13 章　体验生命终末期
Experiencing the End-of-Life

徐正阳　译　　王晓稼　校

一、肿瘤学与姑息治疗的结合

这种综合护理模式涉及三个密切合作的学科，包括肿瘤学、姑息治疗和整合肿瘤学，旨在满足患者的需求和期望，并支持配合肿瘤医生及其团队。这种三重专业模式被证明可以显著改善晚期疾病住院患者的生活质量，尤其是那些坚持每周综合护理计划的患者[1]。与低 – 中度用户相比，该计划的常规用户和高频用户在总体健康状况（6 周时的 EORTC 全球健康状况 /QoL）、功能（6周时的 EORTC 社交、认知和身体功能）、特定症状和担忧的严重程度（6 周时 ESAS 疲劳和抑郁，12 周时 ESAS 睡眠）方面都有更大程度的改善[1]。与低 – 中度用户组相比，高度用户组的肿瘤相关住院次数较少，阿片类镇痛药使用频率较低[1]。这种综合护理模式已被证明可以减少癌症和化疗引起的疲劳，患者可能会在临终前面对这种情况时，他们有更多的精力去做他们想做的事情[2]。

疼痛是临终关怀期间的一个常见症状，整合肿瘤学方法已被证明是有益的，包括针灸、穴位按压、反射疗法、按摩、催眠和引导想象等身心疗法、正念和瑜伽。研究发现，在接受化疗和（或）姑息治疗的 6 周住院患者中，高度坚持这种综合护理对疼痛缓解的改善更大[3]。

美国临床肿瘤学会于 2012 年公布了关于"将姑息治疗纳入标准肿瘤护理"

的临时临床意见，指南于 2017 年更新 [4]。该指南指出，"晚期癌症住院患者和门诊患者应在病程早期就接受专门的姑息治疗服务，同时积极治疗"，并强烈建议"将姑息治疗纳入标准的肿瘤学治疗" [4]。这不仅适用于抗癌治疗后的晚期护理，也适用于即使在肿瘤进展时复杂的抗肿瘤治疗期间，建议将专业姑息治疗扩展到这些患者中 [4]。第 12 章介绍了家庭护理转诊的一般和具体建议，也适用于临终关怀患者。具体来说，晚期癌症住院患者和门诊患者应在病程早期接受专业的姑息治疗服务，同时开展积极的治疗。将患者转介给跨学科的姑息治疗团队是最佳选择，服务可以作为现有的护理补充。提供者可以将早期或晚期癌症患者的护理人员转介到综合护理服务 [4]。晚期癌症患者应转诊至跨学科姑息治疗团队，在疾病早期提供住院和门诊治疗，同时积极治疗其癌症 [4]。晚期癌症患者的姑息治疗应通过跨学科的姑息治疗团队提供，并在门诊和住院设置中提供咨询 [4]。

晚期转移性乳腺癌的女性也有面临同样的情绪困扰，包括抑郁和焦虑症状，以及生活的痛苦和孤独 [5]。在一些横向研究中，几乎 1/3 患有转移性乳腺癌的女性符合 DSM- IV 抑郁症标准，6% 符合焦虑症标准 [6, 7]。年龄较小和疾病进展到相对晚期与更差的心理适应有关 [6, 7]。转移性乳腺癌患者也可能引起全球生活质量水平低，这是由于一些患者的严重焦虑和抑郁、极度悲伤、绝望和对疾病的担忧 [7]。团体心理社会支持有助于改善转移性乳腺癌患者的情绪和痛苦 [8]，尽管还没有强有力的证据表明这可以转化为生存益处。

二、总结

在癌症进展期和终末期，将肿瘤学和姑息治疗相结合，不仅可以提高生活质量，降低抑郁和痛苦的风险，而且可以减少终末期化疗次数。我们需要更多的研究来证明生存获益。在合适的时间提供恰当的姑息支持治疗非常重要，因此，与传统的护理模式相比，应在患者病程的早期及时转诊，而不是像传统护理模式在患者生命的最后几天和几周内给予姑息治疗。

参考文献

[1] Ben-Arye E, Yakubov Y, Samuels N, et al. Impact of a combined integrative oncology and palliative care program on quality of life of patients with advanced cancer. Med Oncol. 2021;38:93.

[2] Ben-Arye E, Dahan O, Shalom-Sharabi I, et al. Inverse relationship between reduced fatigue and severity of anemia in oncology patients treated with integrative medicine: understanding the paradox. Support Care Cancer. 2018;26:4039-48.

[3] Ben-Arye E, Elly D, Samuels N, et al. Effects of a patient-tailored integrative oncology intervention in the relief of pain in palliative and supportive cancer care. J Cancer Res Clin Oncol. 2021;147:2361-72.

[4] Ferrell BR, Temel JS, Temin S, et al. Integration of palliative care into standard oncology care: ASCO clinical practice guideline update summary. J Oncol Pract. 2017;13:119-21.

[5] Saga Y, Enokido M, Iwata Y, Ogawa A. Transitions in palliative care: conceptual diversification and the integration of palliative care into standard oncology care. Chin Clin Oncol. 2018;7(3):32.

[6] Alacacioglu A, Yavuzsen T, Dirioz M, et al. Quality of life, anxiety and depression in Turkish breast cancer patients and in their husbands. Med Oncol. 2009;26:415-9.

[7] Meisel JL, Domchek SM, Vonderheide RH, et al. Quality of life in long-term survivors of metastatic breast cancer. Clin Breast Cancer. 2012;12:119-26.

[8] Goodwin PJ, Leszcz M, Ennis M, et al. The effect of group psychosocial support on survival in metastatic breast cancer. N Engl J Med. 2001;345:1719-26.

第四篇
长期生存

Survivorship

第14章 早期幸存者：康复与重新融入社会
Early Survivorship: Rehabilitation and Reintegration

丁锦华 译　王晓稼 校

一、为什么积极治疗的结束只是开始

在发达国家，被诊断为早期乳腺癌的女性，如今 5 年生存率已超过 90%，10 年生存率也超过了 80%[1-3]。随着乳腺癌发病率的上升和生存率的提高[4, 5]，每年乳腺癌幸存者的人数都在增加。然而，这些幸存者在年度随访或自我主导的随访中，除了得到复发监测和基本建议外，往往缺乏持续的关爱。考虑到乳腺癌患者在癌症治疗过程中必须应对的巨大变化和挑战，当主要癌症治疗结束后，支持迅速减少，这往往让患者感到惊讶与无所适从。

对于许多接收纯粹的生存模式治疗的患者来说，这就像是在他们停止接受治疗时，脚下的地毯被猛然抽走。这时，他们才意识到身体和心灵所遭受的巨大冲击。乳腺癌患者周围的人们可能会松一口气，想要恢复正常生活。然而，癌症的诊断和治疗经历，以及从身体形象变化到持续疲劳或更年期症状等残留体征和症状，却无法轻易被抹去。许多乳腺癌患者都像最近一项在爱尔兰和英国进行的定性研究中的一位受访者一样，感到无所适从："我觉得我的后续关怀已经消逝了……我不得不靠自己应对这一切，我觉得这不对……就像被推进海里，却坐在一艘没有桨的小船上……接下来呢？我该怎么办？"[6]许多乳腺癌患者不知道去哪里寻求支持，往往只能自己组织，他们明确表示需要一个结构化的项目，来关注他们的心理健康和身体健康，支持他们在康复期管理自己的健康，并解决现有和新出现的并发症 [6, 7]。

乳腺癌患者可能受到长期存在的身体和心理症状、对身体形象和（或）生育能力影响的失落感和悲伤、社会和工作再融入等问题的影响 [7-11]。年轻的乳腺癌患者可能会因为缺乏同龄人的支持、面临恢复日常生活角色（如工作和育儿）的期望、接受未预见的永久生育能力影响，或应对性问题和关系变化等挑战而遭受更多负面影响 [7, 12-14]。如果不提供始终如一、基于临床证据的多种模式康复关怀，并根据个体需求进行调整，那么这不仅会对个人造成沉重负担，也会对整个社会造成负担，同时还会失去改变患者确诊后健康和福祉的重要机会。

二、心理健康支持：应对、管理恐惧与性福祉

在某些方面，乳腺癌患者可能会发现心理康复比身体康复更难，以下是从最近一项定性研究中引用的幸存者的话 [6]。

"我很幸运，从身体上看，我的康复很容易……但我想，心理方面才是最难的……心理康复更复杂，因为它关乎……你如何思考，如何重新融入生活，你对某些事情的态度也会改变……"

"对我来说，康复包括身体和心理两个方面……恢复到我在那些方面的全部潜能……心理方面更难一些……"

要应对这些挑战，需要在诊疗模型中主动提供心理支持，并获取支持应对、减轻焦虑和抑郁的身心模式 [15]，同时根据具体情况通过小组工作获得社会支持，并在积极心理学方法中利用个体的个人优势 [16, 17]。我们的目标应该是支持人类蓬勃发展，实现创伤后成长，而不仅仅是存活于乳腺癌确诊之后。

第4章中概述的 SIO-ASCO 关于为癌症成人焦虑和抑郁症状提供肿瘤学综合支持的最新指南 [15]，为考虑心理肿瘤学干预提供了明确的起点。复发恐惧是乳腺癌患者面临的常见挑战，理想情况下应主动进行管理，提供如正念认知疗法和接受疗法为基础的干预措施 [18, 19]，同时其他新疗法也在探索之中，如使用问题解决疗法和行为激活的数字健康干预措施 [20]。复发恐惧可能会在因妊娠而暂停内分泌治疗期间再次达到高峰，如果不主动应对，这种恐惧可能会在个人产前护理、妊娠和产后适应期间持续存在。性功能障碍则通常需要多种模式的

管理，包括解决任何现有或恶化的外阴阴道萎缩、专门解决身体形象调整问题，并提供心理性支持，包括认知行为疗法和心理教育 [7, 21-23]。

三、处理持续存在的症状

乳腺癌患者常报告的一些长期身体症状包括但不限于疲劳、疼痛、更年期症状、失眠、性功能障碍、化疗相关认知障碍、周围神经病变和体重增加，通常伴有肌肉质量损失（肌少症）的情况 [7, 10, 14, 24]。长期症状的加重会影响生活质量，降低身体功能和社会角色功能，并与较差的长期治疗依从性相关，如内分泌治疗 [7, 10, 25]。其中内分泌治疗不良反应的管理方法在第 8 章中讨论，疼痛管理建议则概述在最近的 SIO-ASCO 指南中 [26]。因此，以下讨论主要聚焦于癌症相关疲劳这一常见且令人困扰的长期影响。

CRF 不同于一般疲劳，它有多种身体、情绪和认知表现，对患者来说更为强烈且致残，并且不易通过休息缓解 [7, 27]。CRF 的机制仍在研究中，但推测慢性炎症、神经炎症和其他神经内分泌改变，如下丘脑 - 垂体 - 肾上腺（hypothalamic-pituitary-adrenal，HPA）轴功能障碍和线粒体功能障碍，可能在其中发挥作用 [28]。多达 60% 的患者在癌症主要治疗期间及之后 1 年内经历 CRF，其中多达 30% 的患者在治疗后长达 10 年内持续受此困扰，导致生活质量显著下降，并带来身体、心理和社会经济方面的影响 [7, 27, 29]。在治疗期间主动筛查 CRF，并在治疗后积极应对，而非假设其会自行缓解对于乳腺癌幸存者至关重要，但目前这一领域的服务严重不足。

CRF 的整合肿瘤管理可以考虑以下方面 [7]。

• 评估并纠正可能存在的潜在疾病，如放疗或免疫治疗相关的甲状腺功能减退、根据平均血细胞比容和造血因子评估后治疗的持续性贫血，而非自动开具铁剂处方，以及类固醇诱导的或新发非胰岛素依赖型糖尿病。

• 评估和管理共存症状，如失眠、抑郁和疼痛 [30]。

• 具体的 CRF 干预措施，从规律的身体活动开始 [27, 31, 32]，并根据需要添加其他方式，以下列举了几个例子。

– 针灸和瑜伽均有助于管理乳腺癌患者的 CRF[33-39]，而按压疗法作为一种有前景的干预方式正在研究中，有可能在初步治疗后实现自我管理[40]。

– 太极和气功干预可能有助于改善乳腺癌患者的疲劳状况和生活质量，尤其是与标准支持性护理结合使用时，但需要进一步开展更大规模、设计更严谨的研究进行评估[41-45]。

– 使用包含欧洲槲寄生提取物的综合医学项目可能为缓解疲劳和改善生活质量带来益处，尤其是在治疗期间开始使用时[46-48]。

• 心理社会干预可能有助于管理存在的心理困扰和适应不良行为，如认知行为疗法和正念[19, 31, 49]。

在 CRF 管理中，使用天然产品具有广阔前景和丰富的临床经验，特别是采用认知增强剂、适应原、免疫调节和线粒体靶向等方法[50]，如美洲人参[51, 52]。然而，针对乳腺癌的高质量研究仍然匮乏。同时，重要的是要研究天然产品干预措施与常见治疗方案（如内分泌治疗、CDK4/6 抑制药和常规化疗药物）的结合使用，以帮助理解相互作用和潜在协同作用。即将发布的 SIO 关于整合肿瘤管理 CRF 的指南将有助于指导进一步的临床实践和研究。

四、身体康复与健康促进

乳腺癌治疗期间及治疗后出现的肌肉减少型体重增加，是许多乳腺癌患者面临的一个重大问题。超过 25% 的患者在确诊后体重显著增加 5% 以上，这增加了胰岛素抵抗和慢性炎症的风险[24, 53]。这不仅会导致生活质量下降、乳腺癌复发风险增加和疾病特异性死亡率上升，还会增加长期心血管疾病的风险，降低总体生存率[24, 54-56]。通过富有共情心理和考虑文化差异的个性化营养干预和结合有氧与抗阻力训练的运动方案，支持患者恢复健康体重和身体是癌症幸存者护理的重要组成部分。健康辅导可能有助于患者更好地遵循营养和运动计划，并长期维持健康的行为改变[57, 58]。养成定期运动的习惯尤为重要，这不仅能改善身体功能，促进当前及未来的心血管代谢健康水平，还能降低乳腺癌复发的风险[59-61]。

同时应按照政府指南提供戒烟建议和关于合理饮酒量的咨询[7, 62]。不幸的是，15%～20% 的乳腺癌确诊患者仍在吸烟，这会使他们在治疗期间及治疗后生活质量更差、疲劳感加重，并增加其他与吸烟相关的恶性肿瘤风险，同时降低总体生存率和乳腺癌特异性生存率 [7, 63-66]。虽然酒精消费对复发风险的影响证据远不如对原发性乳腺癌预防的证据一致，但值得注意的是，频繁和过量饮酒可能与更严重的血管舒缩性更年期症状、睡眠质量差及其他恶性肿瘤、肥胖、骨质疏松和肝病风险增加有关 [67-71]。由于吸烟和饮酒长期以来在社会上存在，因此，在所有医疗保健环境中（包括癌症患者护理），提供基于临床证据的相关咨询，以减少这一类致癌物的摄入应成为优先事项。

五、多模式下乳腺癌患者护理的建议方法

整合肿瘤学可以真正地引领乳腺癌患者护理的发展，其核心是多模式、以人为本的护理方法。乳腺癌患者护理计划的制订可考虑以下方面。

• 在从积极治疗转向康复护理时，由医生或护士主导进行初次全面需求评估，旨在实现过渡性护理，而非突然终止支持。理想情况下，这应全面纳入第 4 章所述整合肿瘤学评估中的患者当前身体、情感、社会和精神挑战及需求，并尽可能考虑第 15 章所述长期健康风险评估。

• 与患者共同进行多学科团队讨论和护理计划共创，考虑所有现实、社会经济和文化因素。计划应涵盖个性化营养、运动、睡眠和心理情感健康支持建议，以及审慎使用个性化补充疗法和自然产品（必要时）以针对生物标志物，如炎症、血脂异常、胰岛素抵抗或持续症状和治疗并发症。

• 在商定的固定时间间隔进行动态评估，与多学科团队联络，定期监测结果，并根据不断变化的需求和相关生物标志物调整护理计划。

•"毕业"计划：尽可能实现由幸存者主导的自我出院，将"被社会抛弃" [72] 的感觉转变为拥有个性化整合肿瘤学自我管理计划的幸存者身份，从而增强自我管理能力。

我们必须对多模式乳腺癌患者护理计划进行真实世界评估，定期使用经过验证的患者报告结局测量，同时关注经典的肿瘤学结局，包括复发风险和生存率，以及继发性并发症，如心血管疾病发生率、骨质疏松性骨折等。此类评估的目的不应是简化主义，即仅仅确定诊疗计划中哪些部分重要，因为我们的目

标是实现协同作用。相反，真实世界评估应重点关注那些持续取得优异成果、具有文化和社会经济适应性，并在其工作的多个方面积极融入公平、多样性和包容性的计划。然后，可以利用此类研究结果在全球范围内增加最佳临床实践在幸存者护理项目中的采用，并指导当地计划的开展和调整。

六、总结

随着乳腺癌发病率的不断上升和存活率的不断提高，每年乳腺癌患者的数量都在增长。然而，这些患者除了接受复发监测外，往往得不到多少持续性的关照。在大多数患者仍在努力康复、对医院预约和密集治疗计划之外知之甚少的时候，原发性乳腺癌治疗的结束往往会导致患者受到的支持骤减。提供有针对性的患者关怀绝不能被视为奢侈之举或事后才考虑的事情，研究明确指出了获取治疗后康复支持的迫切需求。

乳腺癌患者关怀为患者改变长期健康轨迹提供了绝佳机会。为了应对治疗后残留症状与内分泌治疗相关的症状，为了支持更好的生活质量、身心恢复和创伤后成长，以及为了降低复发风险和提高总生存期，结构化的多模式幸存者关怀至关重要。此外，乳腺癌患者关怀项目中还需要纳入针对年轻乳腺癌幸存者及其特有困难的额外考量。

参考文献

[1] El Saghir NS, Khalil LE, El Dick J, Atwani RW, Safi N, Charafeddine M, et al. Improved survival of young patients with breast cancer 40 years and younger at diagnosis. JCO Glob Oncol. 2023;9:e2200354. https://doi.org/10.1200/go.22.00354.

[2] De Rose F, Meduri B, De Santis MC, Ferro A, Marino L, Colciago RR, et al. Rethinking breast cancer follow-up based on individual risk and recurrence management. Cancer Treat Rev. 2022;109:102434. https://doi.org/10.1016/j.ctrv.2022.102434.

[3] Azamjah N, Soltan-Zadeh Y, Zayeri F. Global trend of breast cancer mortality rate: a 25-year study. Asian Pac J Cancer Prev. 2019;20(7):2015-20. https://doi.org/10.31557/apjcp.2019.20.7.2015.

[4] Kashyap D, Pal D, Sharma R, Garg VK, Goel N, Koundal D, et al. Global increase in breast cancer incidence: risk factors and preventive measures. Biomed Res Int. 2022;2022:9605439. https://doi.org/10.1155/2022/9605439.

[5] Ferlay J, Colombet M, Soerjomataram I, Parkin DM, Piñeros M, Znaor A, et al. Cancer statistics for the year 2020: an overview. Int J Cancer. 2021;1:778. https://doi.org/10.1002/ijc.33588.

[6] Deery E, Johnston K, Butler T. It's like being pushed into sea on a boat with no oars': breast cancer survivorship and rehabilitation support in Ireland and the UK. J Hum Nutr Diet. 2023;36(2):514-25. https://doi.org/10.1111/jhn.13086.

[7] Soldato D, Arecco L, Agostinetto E, Franzoi MA, Mariamidze E, Begijanashvili S, et al. The future of breast cancer research in the survivorship field. Oncol Ther. 2023;11(2):199-229. https://doi.org/10.1007/s40487-023-00225-8.

[8] Yao G, Lai JS, Garcia SF, Yount S, Cella D. Positive and negative psychosocial impacts on cancer survivors. Sci Rep. 2023;13(1):14749. https://doi.org/10.1038/s41598-023-41822-x.

[9] Kołodziejczyk A, Pawłowski T. Negative body image in breast cancer patients. Adv Clin Exp Med. 2019;28(8):1137-42. https://doi.org/10.17219/acem/103626.

[10] Moore HCF. Breast cancer survivorship. Semin Oncol. 2020;47(4):222-8. https://doi.org/10.1053/j.seminoncol.2020.05.004.

[11] Carreira H, Williams R, Dempsey H, Stanway S, Smeeth L, Bhaskaran K. Quality of life and mental health in breast cancer survivors compared with non-cancer controls: a study of patient-reported outcomes in the United Kingdom. J Cancer Surviv. 2021;15(4):564-75. https://doi.org/10.1007/s11764-020-00950-3.

[12] Parker PD, McSweeney JC, McQueen A, Jin J, Bryant-Smith G, Henry-Tillman R. "I'm not fighting anymore so what do I do now?" young Women's challenges while transitioning out of active breast cancer treatment and into survivorship. Inquiry. 2023;60:469580231164230. https://doi.org/10.1177/00469580231164230.

[13] Dinapoli L, Colloca G, Di Capua B, Valentini V. Psychological aspects to consider in breast cancer diagnosis and treatment. Curr Oncol Rep. 2021;23(3):38. https://doi.org/10.1007/s11912-021-01049-3

[14] Ademuyiwa FO, Cyr A, Ivanovich J, Thomas MA. Managing breast cancer in younger women: challenges and solutions. Breast Cancer (Dove Med Press). 2016;8:1-12. https://doi.org/10.2147/bctt.S68848.

[15] Carlson LE, Ismaila N, Addington EL, Asher GN, Atreya C, Balneaves LG, et al. Integrative oncology care of symptoms of anxiety and depression in adults with cancer: Society for Integrative Oncology-ASCO guideline. J Clin Oncol. 2023;41:4562. https://doi.org/10.1200/jco.23.00857.

[16] Fang H, Zeng Y, Liu Y, Zhu C. The effect of the PERMA model-based positive psychological intervention on the quality of life of patients with breast cancer. Heliyon. 2023;9(6):e17251. https://doi.org/10.1016/j.heliyon.2023.e17251.

[17] Albers T, Weiss LA, Sleeman SHE, Husson O. Evaluation of a positive psychology group intervention in nature for young cancer survivors to promote Well-being and post-cancer identity development. J Adolesc Young Adult Oncol. 2021;10(6):726-34. https://doi.org/10.1089/jayao.2020.0147.

[18] Lyu MM, Siah RC, Lam ASL, Cheng KKF. The effect of psychological interventions on fear of cancer recurrence in breast cancer survivors: a systematic review and meta-analysis. J Adv Nurs. 2022;78(10):3069-82. https://doi.org/10.1111/jan.15321.

[19] Park S, Sato Y, Takita Y, Tamura N, Ninomiya A, Kosugi T, et al. Mindfulness-based cognitive therapy for psychological distress, fear of cancer recurrence, fatigue, spiritual well-being, and quality of life in patients with breast cancer-a randomized controlled trial. J Pain Symptom Manag. 2020;60(2):381-9. https://doi.org/10.1016/j.jpainsymman.2020.02.017.

[20] Akechi T, Yamaguchi T, Uchida M, Imai F, Momino K, Katsuki F, et al. Smartphone psychotherapy reduces fear of cancer recurrence among breast cancer survivors: a fully decentralized randomized

controlled clinical trial (J-SUPPORT 1703 study). J Clin Oncol. 2023;41(5):1069-78. https://doi. org/10.1200/jco.22.00699.

[21] Tran S, Hickey M, Saunders C, Ramage L, Cohen PA. Nonpharmacological therapies for the management of menopausal vasomotor symptoms in breast cancer survivors. Support Care Cancer. 2021;29(3):1183-93. https://doi.org/10.1007/s00520-020-05754-w.

[22] Xu J, Xue B, Li L, Qiao J, Redding SR, Ouyang YQ. Psychological interventions for sexual function and satisfaction of women with breast cancer: a systematic review and meta-analysis. J Clin Nurs. 2023;32(9-10):2282-97. https://doi.org/10.1111/jocn.16194.

[23] Sebri V, Pravettoni G. Tailored psychological interventions to manage body image: an opinion study on breast cancer survivors. Int J Environ Res Public Health. 2023;20(4):2991. https://doi.org/10.3390/ ijerph20042991.

[24] Iwase T, Wang X, Shrimanker TV, Kolonin MG, Ueno NT. Body composition and breast cancer risk and treatment: mechanisms and impact. Breast Cancer Res Treat. 2021;186(2):273-83. https://doi. org/10.1007/s10549-020-06092-5.

[25] Rosso R, D'Alonzo M, Bounous VE, Actis S, Cipullo I, Salerno E, et al. Adherence to adjuvant endocrine therapy in breast cancer patients. Curr Oncol. 2023;30(2):1461-72. https://doi.org/10.3390/ curroncol30020112.

[26] Mao JJ, Ismaila N, Bao T, Barton D, Ben-Arye E, Garland EL, et al. Integrative medicine for pain management in oncology: Society for Integrative Oncology-ASCO guideline. J Clin Oncol. 2022;40(34):3998-4024. https://doi.org/10.1200/jco.22.01357.

[27] Ruiz-Casado A, Álvarez-Bustos A, de Pedro CG, Méndez-Otero M, Romero-Elías M. Cancer-related fatigue in breast cancer survivors: a review. Clin Breast Cancer. 2021;21(1):10-25. https://doi. org/10.1016/j.clbc.2020.07.011.

[28] Yang S, Chu S, Gao Y, Ai Q, Liu Y, Li X, et al. A narrative review of cancer-related fatigue (CRF) and its possible pathogenesis. Cell. 2019;8(7):738. https://doi.org/10.3390/cells8070738.

[29] Álvarez-Bustos A, de Pedro CG, Romero-Elías M, Ramos J, Osorio P, Cantos B, et al. Prevalence and correlates of cancer-related fatigue in breast cancer survivors. Support Care Cancer. 2021;29(11):6523-34. https://doi.org/10.1007/s00520-021-06218-5.

[30] Chartogne M, Rahmani A, Landry S, Bourgeois H, Peyrot N, Morel B. Neuromuscular, psychological, and sleep predictors of cancer-related fatigue in cancer patients. Clin Breast Cancer. 2021;21(5):425-32. https://doi.org/10.1016/j.clbc.2020.12.002.

[31] Mustian KM, Alfano CM, Heckler C, Kleckner AS, Kleckner IR, Leach CR, et al. Comparison of pharmaceutical, psychological, and exercise treatments for cancer-related fatigue: a meta-analysis. JAMA Oncol. 2017;3(7):961-8. https://doi.org/10.1001/jamaoncol.2016.6914.

[32] Meneses-Echávez JF, González-Jiménez E, Ramírez-Vélez R. Effects of supervised exercise on cancer-related fatigue in breast cancer survivors: a systematic review and meta-analysis. BMC Cancer. 2015;15:77. https://doi.org/10.1186/s12885-015-1069-4.

[33] Zhang Y, Sun Y, Li D, Liu X, Fang C, Yang C, et al. Acupuncture for breast cancer: a systematic review and meta-analysis of patient-reported outcomes. Front Oncol. 2021;11:646315. https://doi. org/10.3389/fonc.2021.646315.

[34] Choi TY, Ang L, Jun JH, Alraek T, Birch S, Lu W, et al. Acupuncture for managing cancer-related fatigue in breast cancer patients: a systematic review and meta-analysis. Cancers (Basel). 2022;14(18):4419. https://doi.org/10.3390/cancers14184419.

[35] Yi LJ, Tian X, Jin YF, Luo MJ, Jiménez-Herrera MF. Effects of yoga on health-related quality, physical health and psychological health in women with breast cancer receiving chemotherapy: a

systematic review and meta-analysis. Ann Palliat Med. 2021;10(2):1961-75. https://doi.org/10.21037/apm-20-1484.

[36] Lin PJ, Kleckner IR, Loh KP, Inglis JE, Peppone LJ, Janelsins MC, et al. Influence of yoga on cancer-related fatigue and on mediational relationships between changes in sleep and cancer-related fatigue: a nationwide, multicenter randomized controlled trial of yoga in cancer survivors. Integr Cancer Ther. 2019;18:1534735419855134. https://doi.org/10.1177/1534735419855134.

[37] Cramer H, Lauche R, Klose P, Lange S, Langhorst J, Dobos GJ. Yoga for improving health-related quality of life, mental health and cancer-related symptoms in women diagnosed with breast cancer. Cochrane Database Syst Rev. 2017;1(1):CD010802. https://doi.org/10.1002/14651858.CD010802.pub2.

[38] Dong B, Xie C, Jing X, Lin L, Tian L. Yoga has a solid effect on cancer-related fatigue in patients with breast cancer: a meta-analysis. Breast Cancer Res Treat. 2019;177(1):5-16. https://doi.org/10.1007/s10549-019-05278-w.

[39] Jain M, Mishra A, Yadav V, Shyam H, Kumar S, Mishra SK, et al. Long-term yogic intervention decreases serum interleukins IL-10 and IL-1β and improves cancer-related fatigue and functional scale during radiotherapy/chemotherapy in breast cancer patients: a randomized control study. Support Care Cancer. 2022;31(1):6. https://doi.org/10.1007/s00520-022-07487-4.

[40] Vannorsdall TD, Straub E, Saba C, Blackwood M, Zhang J, Stearns K, et al. Interventions for multidimensional aspects of breast cancer-related fatigue: a meta-analytic review. Support Care Cancer. 2021;29(4):1753-64. https://doi.org/10.1007/s00520-020-05752-y.

[41] Wayne PM, Lee MS, Novakowski J, Osypiuk K, Ligibel J, Carlson LE, et al. Tai chi and Qigong for cancer-related symptoms and quality of life: a systematic review and meta-analysis. J Cancer Surviv. 2018;12(2):256-67. https://doi.org/10.1007/s11764-017-0665-5.

[42] Liu L, Tan H, Yu S, Yin H, Baxter GD. The effectiveness of Tai Chi in breast cancer patients: a systematic review and meta-analysis. Complement Ther Clin Pract. 2020;38:101078. https://doi.org/10.1016/j.ctcp.2019.101078.

[43] Yao LQ, Kwok SWH, Tan JB, Wang T, Liu XL, Bressington D, et al. The effect of an evidence-based tai chi intervention on the fatigue-sleep disturbance-depression symptom cluster in breast cancer patients: a preliminary randomised controlled trial. Eur J Oncol Nurs. 2022;61:102202. https://doi.org/10.1016/j.ejon.2022.102202.

[44] Song S, Yu J, Ruan Y, Liu X, Xiu L, Yue X. Ameliorative effects of tai chi on cancer-related fatigue: a meta-analysis of randomized controlled trials. Support Care Cancer. 2018;26(7):2091-102. https://doi.org/10.1007/s00520-018-4136-y.

[45] Li W, You F, Wang Q, Shen Y, Wang J, Guo J. Effects of Tai Chi Chuan training on the QoL and psychological well-being in female patients with breast cancer: a systematic review of randomized controlled trials. Front Oncol. 2023;13:1143674. https://doi.org/10.3389/fonc.2023.1143674.

[46] Schad F, Thronicke A, von Trott P, Oei SL. Analysis of changes in cancer-related fatigue of breast cancer patients receiving an integrative medicine program. Integr Cancer Ther. 2020;19:1534735420963780. https://doi.org/10.1177/1534735420963780.

[47] Pelzer F, Loef M, Martin DD, Baumgartner S. Cancer-related fatigue in patients treated with mistletoe extracts: a systematic review and meta-analysis. Support Care Cancer. 2022;30(8):6405-18. https://doi.org/10.1007/s00520-022-06921-x.

[48] Oei SL, Thronicke A, Kröz M, von Trott P, Schad F, Matthes H. Impact of oncological therapy and Viscum album L treatment on cancer-related fatigue and internal coherence in nonmetastasized breast cancer patients. Integr Cancer Ther. 2020;19:1534735420917211. https://doi.

org/10.1177/1534735420917211.

[49] Gok Metin Z, Karadas C, Izgu N, Ozdemir L, Demirci U. Effects of progressive muscle relaxation and mindfulness meditation on fatigue, coping styles, and quality of life in early breast cancer patients: an assessor blinded, three-arm, randomized controlled trial. Eur J Oncol Nurs. 2019;42:116-25. https://doi.org/10.1016/j.ejon.2019.09.003.

[50] Pereira P, Reis AD, Diniz RR, Lima FA, Leite RD, da Silva MCP, et al. Dietary supplements and fatigue in patients with breast cancer: a systematic review. Breast Cancer Res Treat. 2018;171(3):515-26. https://doi.org/10.1007/s10549-018-4857-0.

[51] Lemke EA. Ginseng for the management of cancer-related fatigue: an integrative review. J Adv Pract Oncol. 2021;12(4):406-14. https://doi.org/10.6004/jadpro.2021.12.4.5.

[52] Barton DL, Soori GS, Bauer BA, Sloan JA, Johnson PA, Figueras C, et al. Pilot study of Panax quinquefolius (American ginseng) to improve cancer-related fatigue: a randomized, double-blind, dose-finding evaluation: NCCTG trial N03CA. Support Care Cancer. 2010;18(2):179-87. https://doi.org/10.1007/s00520-009-0642-2.

[53] Goyal A, Milner GE, Cimino-Mathews A, Visvanathan K, Wolff AC, Sharma D, et al. Weight gain after hormone receptor-positive breast cancer. Curr Oncol. 2022;29(6):4090-103. https://doi.org/10.3390/curroncol29060326.

[54] Liu X, Zhang E, Wang S, Shen Y, Xi K, Fang Q. Association of body composition with clinical outcome in Chinese women diagnosed with breast cancer. Front Oncol. 2022;12:957527. https://doi.org/10.3389/fonc.2022.957527.

[55] Chan DSM, Vieira AR, Aune D, Bandera EV, Greenwood DC, McTiernan A, et al. Body mass index and survival in women with breast cancer-systematic literature review and meta-analysis of 82 follow-up studies. Ann Oncol. 2014;25(10):1901-14. https://doi.org/10.1093/annonc/mdu042.

[56] Lee K, Kruper L, Dieli-Conwright CM, Mortimer JE. The impact of obesity on breast cancer diagnosis and treatment. Curr Oncol Rep. 2019;21(5):41. https://doi.org/10.1007/s11912-019-0787-1.

[57] Stan DL, Cutshall SM, Adams TF, Ghosh K, Clark MM, Wieneke KC, et al. Wellness coaching: an intervention to increase healthy behavior in breast cancer survivors. Clin J Oncol Nurs. 2020;24(3):305-15. https://doi.org/10.1188/20.Cjon.305-315.

[58] O'Malley DM, Davis SN, Amare R, Sanabria B, Sullivan B, Devine KA, et al. User-centered development and patient acceptability testing of a health-coaching intervention to enhance cancer survivorship follow-up in primary care. J Cancer Educ. 2022;37(3):788-97. https://doi.org/10.1007/s13187-020-01883-2.

[59] Bucciarelli V, Bianco F, Di Blasio A, Morano T, Tuosto D, Mucedola F, et al. Cardiometabolic profile, physical activity, and quality of life in breast cancer survivors after different physical exercise protocols: a 34-month follow-up study. J Clin Med. 2023;12(14):4795. https://doi.org/10.3390/jcm12144795.

[60] Spei ME, Samoli E, Bravi F, La Vecchia C, Bamia C, Benetou V. Physical activity in breast cancer survivors: a systematic review and meta-analysis on overall and breast cancer survival. Breast. 2019;44:144-52. https://doi.org/10.1016/j.breast.2019.02.001.

[61] Miyamoto T, Nagao A, Okumura N, Hosaka M. Effect of post-diagnosis physical activity on breast cancer recurrence: a systematic review and meta-analysis. Curr Oncol Rep. 2022;24(11):1645-59. https://doi.org/10.1007/s11912-022-01287-z.

[62] Turati F, Dalmartello M, Bravi F, Serraino D, Augustin L, Giacosa A, et al. Adherence to the World Cancer Research Fund/American Institute for Cancer Research recommendations and the risk of breast cancer. Nutrients. 2020;12(3):607. https://doi.org/10.3390/nu12030607.

[63] Duan W, Li S, Meng X, Sun Y, Jia C. Smoking and survival of breast cancer patients: a meta-analysis of cohort studies. Breast. 2017;33:117-24. https://doi.org/10.1016/j.breast.2017.03.012.

[64] Zeinomar N, Qin B, Amin S, Lin Y, Xu B, Chanumolu D, et al. Association of cigarette smoking and alcohol consumption with subsequent mortality among black breast cancer survivors in New Jersey. JAMA Netw Open. 2023;6(1):e2252371. https://doi.org/10.1001/jamanetworkopen.2022.52371.

[65] Del Riccio M, Vettori V, Raimondi S, Lorini C, Masala G, Cattaruzza MS, et al. The clinical impact of continued smoking in patients with breast and other hormone-dependent cancer: a systematic literature review. Crit Rev Oncol Hematol. 2023;184:103951. https://doi.org/10.1016/j.critrevonc.2023.103951.

[66] Di Meglio A, Havas J, Soldato D, Presti D, Martin E, Pistilli B, et al. Development and validation of a predictive model of severe fatigue after breast cancer diagnosis: toward a personalized framework in survivorship care. J Clin Oncol. 2022;40(10):1111-23. https://doi.org/10.1200/jco.21.01252.

[67] Freudenheim JL. Alcohol's effects on breast cancer in women. Alcohol Res. 2020;40(2):11. https://doi.org/10.35946/arcr.v40.2.11.

[68] Terry K, Mayer DK, Wehner K. Alcohol consumption: discussing potential risks for informed decisions in breast cancer survivors. Clin J Oncol Nurs. 2021;25(6):672-9. https://doi.org/10.1188/21.Cjon.672-679.

[69] Barbería-Latasa M, Gea A, Martínez-González MA. Alcohol, drinking pattern, and chronic disease. Nutrients. 2022;14(9):1954. https://doi.org/10.3390/nu14091954.

[70] Huang DQ, Mathurin P, Cortez-Pinto H, Loomba R. Global epidemiology of alcohol-associated cirrhosis and HCC: trends, projections and risk factors. Nat Rev Gastroenterol Hepatol. 2023;20(1):37-49. https://doi.org/10.1038/s41575-022-00688-6.

[71] Tański W, Kosiorowska J, Szymańska-Chabowska A. Osteoporosis—risk factors, pharmaceutical and non-pharmaceutical treatment. Eur Rev Med Pharmacol Sci. 2021;25(9):3557-66. https://doi.org/10.26355/eurrev_202105_25838.

[72] Matthews H, Semper H. 'Dropped from the system': the experiences and challenges of long-term breast cancer survivors. J Adv Nurs. 2017;73(6):1355-65. https://doi.org/10.1111/jan.13237.

第 15 章　乳腺癌幸存者的长期健康风险

Managing Long-Term Health Risks for Breast Cancer Survivors

丁锦华　译　　王晓稼　校

一、超越复发：着眼全局

乳腺癌治疗结束后，人们关注的重点通常仍然在于复发监测，但这一重点应拓展至治疗后的优化和长期健康的促进。接受过化疗的乳腺癌患者往往会有治疗后残留的异常状况，如炎症标志物升高、贫血或白细胞计数持续偏低（白细胞减少症），这些都会影响身心健康和生活质量[1-3]。从癌症相关疲劳到抑郁和化疗相关认知障碍，慢性低度炎症已被证实与影响幸存者的多种症状有关[1, 4, 5]。长期来看，与普通人群相比，乳腺癌患者罹患其他由治疗引发的并发症的风险更高，如代谢综合征、心血管疾病、甲状腺功能减退及继发恶性肿瘤的风险增加[6-10]。已有研究表明，乳腺癌患者完成化疗治疗后 4～5 年，代谢综合征和炎症标志物会持续恶化[11]，因此我们不能假设积极治疗结束后这些问题就会解决或保持稳定。

按照第 4 章所述进行全面整合肿瘤学评估，并在治疗结束后 8～12 周或临床需要时复查关键血液生物标志物有助于确定个性化的优化重点。进行血液生物标志物评估时，还应测量关键的人体测量指标，特别是腰臀比（waist-to-hip ratio，WHR）和体重指数，并记录家庭血压日记，以完成心血管疾病风险评估。

以下是对有助于评估和优化乳腺癌幸存者当前和未来健康的血液检测的总结。

- 全血细胞计数及分类，旨在优化所有超出正常范围的指标，包括中性粒细胞与淋巴细胞比值、血小板与淋巴细胞比值，这些指标可作为炎症标志物[12-14]。
  - NLR 和 PLR 升高与复发风险增加和总体生存率降低有关[14, 15]。

- 肝功能检测（肝酶和白蛋白）、电解质、尿素、肌酐和估算肾小球滤过率（estimated glomerular filtration rate，eGFR），以检查先前治疗是否已缓解肝毒性或肾毒性，并提供治疗后基线数据。

- 除 NLR 和 PLR 外的其他炎症标志物，如 C 反应蛋白或理想情况下选择超敏 C 反应蛋白（highly sensitive CRP，hsCRP），用于心血管疾病风险评估，以及红细胞沉降率或血浆黏度（plasma viscosity，PV）。

- 营养水平检测，包括骨骼状况（校正钙、磷酸盐）、镁、维生素 D 和造血物质（除铁蛋白外还包括完整的铁代谢指标，以及血清维生素 B_{12} 和叶酸）。
  - 甲基丙二酸（methylmalonic acid，MMA）和同型半胱氨酸通常比血清维生素 B_{12} 更能准确反映癌症患者的维生素 B_{12} 状况和甲基化状态[16, 17]，但这些检测并不普及。服用二甲双胍会导致维生素 B_{12} 缺乏，因此应对服用二甲双胍的乳腺癌患者定期监测维生素 B_{12} 水平并适当补充[18]。高同型半胱氨酸血症与多种健康状况风险相关，如增加心血管疾病和神经退行性疾病的风险，应通过适当的甲基化辅因子进行纠正，同时避免过量用药[19-22]。
  - 由于受近期饮食影响，血清铁不太可靠，因此铁代谢状况检测除铁蛋白外，还应至少包括转铁蛋白饱和度和总铁结合力（total iron binding capacity，TIBC）。

- 甲状腺功能检测，至少检测促甲状腺激素和游离甲状腺素（T_4），以评估放疗或基于免疫检查点抑制药的免疫治疗是否导致甲状腺功能减退。
  - 如果怀疑存在自身免疫性甲状腺炎，则应检测抗甲状腺球蛋白抗体和抗甲状腺过氧化物酶抗体；如果存在 T_4 向 T_3 转化不良的遗传或环境风险因素，游离 T_3 则是一个重要指标。

- 空腹血脂检测，包括完整的空腹胆固醇检测和甘油三酯（甘油三酯升高提示应进一步评估胰岛素抵抗）。

- 条件允许的情况下，除上述指标外，还应评估载脂蛋白 B（apolipoprotein B，ApoB）和脂蛋白（a）[Lp（a）]，作为心血管疾病风险的关键标志物 [23, 24]。

• 胰岛素抵抗检测，至少检测空腹血糖和糖化血红蛋白，并根据需要进一步检测（空腹胰岛素、IGF-1）。

　　上述列表并非详尽无遗，应根据个性化评估结果，选择相应营养状况或症状的检测。不同护理环境中可用于乳腺癌患者的检测条件可能有限，并且全球存在差异。然而，重要的是要尽可能提供基本的筛查，以指导个性化预防护理，这既可能影响患者预后，又能在未来显著节约成本。在乳腺诊所随访预约、初级护理和 IO 诊所环境中提供上述部分血液检测，可能有助于我们更有效地管理营养状况、持续症状和心血管疾病风险。乳腺癌患者护理的范式应从等待患者出现复发或并发症，转变为从积极治疗结束起就进行主动、个性化的管理。

二、优化长期健康：代谢综合征与心血管疾病

　　代谢综合征是一组包括胰岛素抵抗、血脂异常、高血压和中心性肥胖的症状，如果不早期管理，会增加患糖尿病和心血管疾病的风险 [25]。鉴于心血管疾病是全球范围内导致发病和死亡的主要原因，对 MetS 的评估和管理至关重要。因此，使用人体测量指标、血压和血液生物标志物来评估 MetS，是乳腺癌患者护理的重要组成部分。

　　乳腺癌患者患心血管疾病的风险更高，对于老年患者来说，心血管疾病风险的增加比乳腺癌复发带来的死亡威胁更大 [7, 26]。这种额外的心血管疾病风险可能是由于化疗和内分泌治疗导致的代谢综合征风险增加，以及蒽环类药物为基础的化疗方案、抗 HER2 单克隆抗体和其他靶向药物及左侧放疗引起的心脏毒性共同作用的结果 [27]。心脏保护支持将取决于功能障碍的程度，并应由心脏肿瘤学专家与整合肿瘤学团队合作指导。在没有明显心脏功能障碍但心血管疾病风险仍然升高的情况下，提供基础的生活方式建议和优化任何异常的生物标志物（如胰岛素抵抗和血脂异常）是乳腺癌患者护理中的关键优先事项。

　　基于地中海饮食的营养方法在心血管疾病和乳腺癌结局方面具有最多的联合益处证据 [28-30]，其他基于全食物、具有抗炎作用且文化多样的方法也应进行

研究。时间限制进食（如 16 : 8）或其他禁食方案可能适用于部分患者在代谢失调方面的管理[31]。所有乳腺癌患者还应接受戒烟、适度饮酒和定期遵循运动指南的建议和支持，以帮助管理乳腺癌结局和心血管疾病风险。在个性化护理计划中，除了上述核心建议外，还应根据具体的异常情况（如高炎症标志物、血脂异常和胰岛素抵抗）增加其他方法。针对炎症和代谢标志物的靶向治疗可能包括在生活方式的基础上加入天然产品和身心疗法[32-35]。

人们对于在治疗期间或治疗后使用天然产品进行心脏保护非常感兴趣，从亚麻籽和 ω-3 补充剂到维生素 D、白藜芦醇和多种药用草药[36-41]。尽管已经进行了一些人体试验，但人们迫切期待多学科团队使用合理且临床相关的剂量和给药方案对天然产品进行的研究。

三、优化长期健康：调节激素环境

因放疗或使用免疫检查点抑制药引发的自身免疫性甲状腺炎而导致的继发性甲状腺功能减退症十分常见，应将甲状腺功能评估和管理作为持续治疗后疲劳的原因之一。最近的一项 Meta 分析显示，乳腺癌幸存者患甲状腺功能减退症的综合相对风险为 1.48（95%CI 1.17～1.87），其中锁骨上区域放疗使风险最高增加了 69%[9]。随着免疫检查点抑制药为基础的化疗免疫治疗在三阴性乳腺癌中的使用不断扩大，监测所有因免疫检查点抑制药治疗引起的内分泌疾病（包括自身免疫性甲状腺炎）变得尤为重要。如果甲状腺破坏迅速进展，可能会先出现甲亢阶段，随后是甲减阶段，应根据常规的 TSH 和 FT_4 检测及症状评估进行管理。当最佳 T_4 替代治疗后甲状腺功能减退症状仍持续存在，特别是认知或肌肉骨骼症状，或存在可能影响 T_4 向 T_3 转化的 Thr92Ala DIO2 单核苷酸多态性证据时[42]，可在适当培训的医师监督下考虑加用 T_3[43, 44]。这一建议与最近的英国甲状腺协会 / 内分泌学会联合共识声明[44]一致。标准释放型 T_3 分多次服用或缓释型 T_3（如可用）可能更合适，而干燥甲状腺提取物的使用则不太适合，因为其批次间变异性大、$T_3 : T_4$ 比例高且可能存在潜在污染物[45]。营养辅助因子支持也很重要，例如，有机形式的硒可以支持脱碘酶功能、减少抗甲状腺过氧化物酶抗体并改善生活质量，本书的讨论范围不包括这一点的全部内容[46, 47]。

除了甲状腺之外，对优化乳腺癌幸存者雌激素代谢的进一步研究也很重要。在初级预防环境中，雌激素 2- 羟化增加与绝经后乳腺癌风险降低相关，而对于绝经前女性，4- 羟化增加和醌 DNA 加合物形成可能与乳腺癌风险增加相关 [48-50]。进一步的纵向研究可以关注监测治疗后有无适当干预措施的雌激素代谢产物水平，如亚麻籽用于 2- 羟化 [51, 52]，以及对复发和乳腺癌特异性生存的影响。这对于使用他莫昔芬的患者来说尤为重要，因为血清雌二醇水平通常会因正常负反馈机制受损而升高，并可能影响子宫内膜的安全性 [53]。

四、环境暴露

越来越多的研究表明，多种内分泌干扰化学物质和环境污染物（包括吸入的颗粒物）与乳腺癌风险有关 [54-56]。尽管我们尚不完全了解在癌症患者的环境中，这些污染物相比一级预防所带来的影响，但鉴于它们没有任何益处且存在潜在重大风险，因此避免这些暴露是明智之举。关于管理环境暴露的咨询可能包括：指导选择毒性较小的家居清洁和个人护理产品，在所有场合（尤其是厨房）限制使用塑料制品，在适当情况下考虑使用水过滤器，以及尽可能在经济可行的条件下选择有机食品，以减少对草甘膦和其他农药的暴露 [57, 58]。食品清单（如"脏十二"和"净十五"）可用于确定哪些农产品最好购买有机的。可在多份出版物和英国乳腺癌网站上找到需要最小化或避免接触的化学物质清单，其中包括二噁英、双酚 A、对羟基苯甲酸酯、邻苯二甲酸盐等 [54, 56, 59, 60]。如果我们希望减少化学和物理污染物对癌症和其他健康结果（从生殖健康到衰老）的影响，那么政府和卫生保护机构应坚定地将确保空气和水的清洁、减少环境化学物质暴露纳入议程 [61, 62]。

五、总结

除了乳腺癌复发的风险外，与一般人群相比，乳腺癌患者还面临其他长期并发症的风险，如代谢综合征和心血管疾病。对于老年女性来说，心血管疾病风险的增加比乳腺癌本身构成更大的死亡威胁，然而这在患者的生活环境中却很少得到解决。由放射治疗引起的继发性甲状腺功能减退或由使用免疫检查点抑制药引起的自身免疫性甲状腺炎，也应作为持续性治疗后疲劳的原因之一进行监测和管理。主动评估和管理胰岛素抵抗、空腹血脂水平、炎症标志物和甲状腺功能，对于支持治疗后恢复、提高生活质量及通过降低与过高心血管疾病风险相关的死亡率来改善总生存期至关重要。心脏保护的支持取决于心脏功能障碍的程度，并应由心脏肿瘤学专家与整合肿瘤学团队合作指导。当仅升高的心血管疾病风险是主要关注点时，在乳腺癌患者护理中，提供基础生活方式建议和优化任何异常的生物标志物（如胰岛素抵抗和血脂异常）是首要需要考虑的任务。

参考文献

[1] van der Willik KD, Koppelmans V, Hauptmann M, Compter A, Ikram MA, Schagen SB. Inflammation markers and cognitive performance in breast cancer survivors 20 years after completion of chemotherapy: a cohort study. Breast Cancer Res. 2018;20(1):135. https://doi.org/10.1186/s13058-018-1062-3.

[2] Bower JE, Ganz PA, Irwin MR, Cole SW, Carroll J, Kuhlman KR, et al. Acute and chronic effects of adjuvant therapy on inflammatory markers in breast cancer patients. JNCI Cancer Spectr. 2022;6(4):pkac052. https://doi.org/10.1093/jncics/pkac052.

[3] Aynalem M, Adem N, Wendesson F, Misganaw B, Mintesnot S, Godo N, et al. Hematological abnormalities before and after initiation of cancer treatment among breast cancer patients attending at the University of Gondar comprehensive specialized hospital cancer treatment center. PLoS One. 2022;17(8):e0271895. https://doi.org/10.1371/journal.pone.0271895.

[4] Manigault AW, Ganz PA, Irwin MR, Cole SW, Kuhlman KR, Bower JE. Moderators of inflammation-related depression: a prospective study of breast cancer survivors. Transl Psychiatry. 2021;11(1):615. https://doi.org/10.1038/s41398-021-01744-6.

[5] Joly F, Lange M, Dos Santos M, Vaz-Luis I, Di Meglio A. Long-term fatigue and cognitive disorders in breast cancer survivors. Cancers (Basel). 2019;11(12):1896. https://doi.org/10.3390/cancers11121896.

[6] Meattini I, Poortmans PM, Aznar MC, Becherini C, Bonzano E, Cardinale D, et al. Association of breast cancer irradiation with cardiac toxic effects: a narrative review. JAMA Oncol. 2021;7(6):924-32. https://doi.org/10.1001/jamaoncol.2020.7468.

[7] Florido R, Daya NR, Ndumele CE, Koton S, Russell SD, Prizment A, et al. Cardiovascular disease risk among cancer survivors: the atherosclerosis risk in communities (ARIC) study. J Am Coll Cardiol. 2022;80(1):22-32. https://doi.org/10.1016/j.jacc.2022.04.042.

[8] Rillamas-Sun E, Kwan ML, Iribarren C, Cheng R, Neugebauer R, Rana JS, et al. Development of cardiometabolic risk factors following endocrine therapy in women with breast cancer. Breast Cancer Res Treat. 2023;201(1):117-26. https://doi.org/10.1007/s10549-023-06997-x.

[9] Solmunde E, Falstie-Jensen AM, Lorenzen EL, Ewertz M, Reinertsen KV, Dekkers OM, et al. Breast cancer, breast cancer-directed radiation therapy and risk of hypothyroidism: a systematic review and meta-analysis. Breast. 2023;68:216-24. https://doi.org/10.1016/j.breast.2023.02.008.

[10] Wei JL, Jiang YZ, Shao ZM. Survival and chemotherapy-related risk of second primary malignancy in breast cancer patients: a SEER-based study. Int J Clin Oncol. 2019;24(8):934-40. https://doi.org/10.1007/s10147-019-01430-0.

[11] Dieli-Conwright CM, Wong L, Waliany S, Mortimer JE. Metabolic syndrome and breast cancer survivors: a follow-up analysis after completion of chemotherapy. Diabetol Metab Syndr. 2022;14(1):36. https://doi.org/10.1186/s13098-022-00807-y.

[12] Zahorec R. Neutrophil-to-lymphocyte ratio, past, present and future perspectives. Bratisl Lek Listy. 2021;122(7):474-88. https://doi.org/10.4149/bll_2021_078.

[13] Truffi M, Sottotetti F, Gafni N, Albasini S, Piccotti F, Morasso C, et al. Prognostic potential of immune inflammatory biomarkers in breast cancer patients treated with neoadjuvant chemotherapy. Cancers (Basel). 2022;14(21):5287. https://doi.org/10.3390/cancers14215287.

[14] Orlandini LF, Pimentel FF, Andrade JM, Reis F, Mattos-Arruda L, Tiezzi DG. Obesity and high neutrophil-to-lymphocyte ratio are prognostic factors in non-metastatic breast cancer patients. Braz J Med Biol Res. 2021;54(10):e11409. https://doi.org/10.1590/1414-431X2021e11409.

[15] Guo W, Lu X, Liu Q, Zhang T, Li P, Qiao W, et al. Prognostic value of neutrophil-to-lymphocyte ratio and platelet-to-lymphocyte ratio for breast cancer patients: an updated meta-analysis of 17079 individuals. Cancer Med. 2019;8(9):4135-48. https://doi.org/10.1002/cam4.2281.

[16] Solomon LR. Functional vitamin B12 deficiency in advanced malignancy: implications for the management of neuropathy and neuropathic pain. Support Care Cancer. 2016;24(8):3489-94. https://doi.org/10.1007/s00520-016-3175-5.

[17] Lee SM, Oh J, Chun MR, Lee SY. Methylmalonic acid and homocysteine as indicators of vitamin B12 deficiency in patients with gastric cancer after gastrectomy. Nutrients. 2019;11(2):450. https://doi.org/10.3390/nu11020450.

[18] Mastroianni A, Ciniselli CM, Panella R, Macciotta A, Cavalleri A, Venturelli E, et al. Monitoring vitamin B(12) in women treated with metformin for primary prevention of breast cancer and age-related chronic diseases. Nutrients. 2019;11(5):1020. https://doi.org/10.3390/nu11051020.

[19] Hasan T, Arora R, Bansal AK, Bhattacharya R, Sharma GS, Singh LR. Disturbed homocysteine metabolism is associated with cancer. Exp Mol Med. 2019;51(2):1-13. https://doi.org/10.1038/s12276-019-0216-4.

[20] Lu J, Chen K, Chen W, Liu C, Jiang X, Ma Z, et al. Association of serum homocysteine with cardiovascular and all-cause mortality in adults with diabetes: a prospective cohort study. Oxidative Med Cell Longev. 2022;2022:2156483. https://doi.org/10.1155/2022/2156483.

[21] Ostrakhovitch EA, Tabibzadeh S. Homocysteine and age-associated disorders. Ageing Res Rev. 2019;49:144-64. https://doi.org/10.1016/j.arr.2018.10.010.

[22] Koklesova L, Mazurakova A, Samec M, Biringer K, Samuel SM, Büsselberg D, et al. Homocysteine metabolism as the target for predictive medical approach, disease prevention, prognosis, and treatments tailored to the person. EPMA J. 2021;12(4):477-505. https://doi.org/10.1007/s13167-021-00263-0.

[23] Sniderman AD, Thanassoulis G, Glavinovic T, Navar AM, Pencina M, Catapano A, et al. Apolipoprotein B particles and cardiovascular disease: a narrative review. JAMA Cardiol. 2019;4(12):1287-95. https://doi.org/10.1001/jamacardio.2019.3780.

[24] Jang AY, Han SH, Sohn IS, Oh PC, Koh KK. Lipoprotein(a) and cardiovascular diseases—revisited.

乳腺整合肿瘤学
Integrative Oncology in Breast Cancer Care

Circ J. 2020;84(6):867-74. https://doi.org/10.1253/circj.CJ-20-0051.

[25] Fahed G, Aoun L, Bou Zerdan M, Allam S, Bou Zerdan M, Bouferraa Y, et al. Metabolic syndrome: updates on pathophysiology and management in 2021. Int J Mol Sci. 2022;23(2):786. https://doi.org/10.3390/ijms23020786.

[26] Mehta LS, Watson KE, Barac A, Beckie TM, Bittner V, Cruz-Flores S, et al. Cardiovascular disease and breast cancer: where these entities intersect: a scientific statement from the American Heart Association. Circulation. 2018;137(8):e30-66. https://doi.org/10.1161/cir.0000000000000556.

[27] Chen DH, Tyebally S, Malloupas M, Roylance R, Spurrell E, Raja F, et al. Cardiovascular disease amongst women treated for breast cancer: traditional cytotoxic chemotherapy, targeted therapy, and radiation therapy. Curr Cardiol Rep. 2021;23(3):16. https://doi.org/10.1007/s11886-021-01446-x.

[28] Castro-Barquero S, Ruiz-León AM, Sierra-Pérez M, Estruch R, Casas R. Dietary strategies for metabolic syndrome: a comprehensive review. Nutrients. 2020;12(10):2983. https://doi.org/10.3390/nu12102983.

[29] Martínez-González MA, Gea A, Ruiz-Canela M. The Mediterranean diet and cardiovascular health. Circ Res. 2019;124(5):779-98. https://doi.org/10.1161/circresaha.118.313348.

[30] Chen G, Leary S, Niu J, Perry R, Papadaki A. The role of the Mediterranean diet in breast cancer survivorship: a systematic review and meta-analysis of observational studies and randomised controlled trials. Nutrients. 2023;15(9):2099. https://doi.org/10.3390/nu15092099.

[31] Christensen RAG, Kirkham AA. Time-restricted eating: a novel and simple dietary intervention for primary and secondary prevention of breast cancer and cardiovascular disease. Nutrients. 2021;13(10):3476. https://doi.org/10.3390/nu13103476.

[32] Khosravi N, Stoner L, Farajivafa V, Hanson ED. Exercise training, circulating cytokine levels and immune function in cancer survivors: a meta-analysis. Brain Behav Immun. 2019;81:92-104. https://doi.org/10.1016/j.bbi.2019.08.187.

[33] Estevao C. The role of yoga in inflammatory markers. Brain Behav Immun Health. 2022;20:100421. https://doi.org/10.1016/j.bbih.2022.100421.

[34] Osouli-Tabrizi S, Mehdizadeh A, Naghdi M, Sanaat Z, Vahed N, Farshbaf-Khalili A. The effectiveness of omega-3 fatty acids on health outcomes in women with breast cancer: a systematic review. Food Sci Nutr. 2023;11(8):4355-71. https://doi.org/10.1002/fsn3.3409.

[35] Martínez N, Herrera M, Frías L, Provencio M, Pérez-Carrión R, Díaz V, et al. A combination of hydroxytyrosol, omega-3 fatty acids and curcumin improves pain and inflammation among early stage breast cancer patients receiving adjuvant hormonal therapy: results of a pilot study. Clin Transl Oncol. 2019;21(4):489-98. https://doi.org/10.1007/s12094-018-1950-0.

[36] El-Bassiouny NA, Helmy MW, Hassan MAE, Khedr GA. The cardioprotective effect of vitamin D in breast cancer patients receiving adjuvant doxorubicin based chemotherapy. Clin Breast Cancer. 2022;22(4):359-66. https://doi.org/10.1016/j.clbc.2022.01.008.

[37] Eekhoudt CR, Bortoluzzi T, Varghese SS, Cheung DYC, Christie S, Eastman S, et al. Comparing flaxseed and perindopril in the prevention of doxorubicin and trastuzumab-induced cardiotoxicity in C57Bl/6 mice. Curr Oncol. 2022;29(5):2941-53. https://doi.org/10.3390/curroncol29050241.

[38] Xue H, Ren W, Denkinger M, Schlotzer E, Wischmeyer PE. Nutrition modulation of cardiotoxicity and anticancer efficacy related to doxorubicin chemotherapy by glutamine and ω-3 polyunsaturated fatty acids. JPEN J Parenter Enteral Nutr. 2016;40(1):52-66. https://doi.org/10.1177/0148607115581838.

[39] Hu LF, Lan HR, Li XM, Jin KT. A systematic review of the potential chemoprotective effects of resveratrol on doxorubicin-induced cardiotoxicity: focus on the antioxidant, antiapoptotic, and anti-inflammatory activities. Oxidative Med Cell Longev. 2021;2021:2951697. https://doi.

136

org/10.1155/2021/2951697.

[40] Hao W, Shi YY, Qin YN, Sun CP, Chen LY, Wu CY, et al. Cardioprotective effect of Chinese herbal medicine for anthracycline-induced cardiotoxicity in cancer patients: a meta-analysis of prospective studies. Medicine (Baltimore). 2022;101(30):e29691. https://doi.org/10.1097/md.0000000000029691.

[41] Cao S, Xue J, Chen L, Hao Y, Lu M, Feng M, et al. Effects of the Chinese herbal medicine Hong Huang decoction, on myocardial injury in breast cancer patients who underwent anthracycline-based chemotherapy. Front Cardiovasc Med. 2022;9:921753. https://doi.org/10.3389/fcvm.2022.921753.

[42] Castagna MG, Dentice M, Cantara S, Ambrosio R, Maino F, Porcelli T, et al. DIO2 Thr92Ala reduces deiodinase-2 activity and serum-T3 levels in thyroid-deficient patients. J Clin Endocrinol Metab. 2017;102(5):1623-30. https://doi.org/10.1210/jc.2016-2587.

[43] Bjerkreim BA, Hammerstad SS, Gulseth HL, Berg TJ, Omdal LJ, Lee-Ødegård S, et al. Effect of Liothyronine treatment on quality of life in female hypothyroid patients with residual symptoms on levothyroxine therapy: a randomized crossover study. Front Endocrinol (Lausanne). 2022;13:816566. https://doi.org/10.3389/fendo.2022.816566.

[44] Ahluwalia R, Baldeweg SE, Boelaert K, Chatterjee K, Dayan C, Okosieme O, et al. Use of liothyronine (T3) in hypothyroidism: joint British thyroid association/society for endocrinology consensus statement. Clin Endocrinol. 2023;99(2):206-16. https://doi.org/10.1111/cen.14935.

[45] Idrees T, Palmer S, Maciel RMB, Bianco AC. Liothyronine and desiccated thyroid extract in the treatment of hypothyroidism. Thyroid. 2020;30(10):1399-413. https://doi.org/10.1089/thy.2020.0153.

[46] Ventura M, Melo M, Carrilho F. Selenium and thyroid disease: from pathophysiology to treatment. Int J Endocrinol. 2017;2017:1297658. https://doi.org/10.1155/2017/1297658.

[47] Gorini F, Sabatino L, Pingitore A, Vassalle C. Selenium: an element of life essential for thyroid function. Molecules. 2021;26(23):7084. https://doi.org/10.3390/molecules26237084.

[48] Moore SC, Matthews CE, Ou Shu X, Yu K, Gail MH, Xu X, et al. Endogenous estrogens, estrogen metabolites, and breast cancer risk in postmenopausal Chinese women. J Natl Cancer Inst. 2016;108(10):djw103. https://doi.org/10.1093/jnci/djw103.

[49] Ziegler RG, Fuhrman BJ, Moore SC, Matthews CE. Epidemiologic studies of estrogen metabolism and breast cancer. Steroids. 2015;99(Pt A):67-75. https://doi.org/10.1016/j.steroids.2015.02.015.

[50] Yager JD. Mechanisms of estrogen carcinogenesis: the role of E2/E1-quinone metabolites suggests new approaches to preventive intervention—a review. Steroids. 2015;99(Pt A):56-60. https://doi.org/10.1016/j.steroids.2014.08.006.

[51] Haggans CJ, Travelli EJ, Thomas W, Martini MC, Slavin JL. The effect of flaxseed and wheat bran consumption on urinary estrogen metabolites in premenopausal women. Cancer Epidemiol Biomark Prev. 2000;9(7):719-25.

[52] Haggans CJ, Hutchins AM, Olson BA, Thomas W, Martini MC, Slavin JL. Effect of flaxseed consumption on urinary estrogen metabolites in postmenopausal women. Nutr Cancer. 1999;33(2):188-95. https://doi.org/10.1207/s15327914nc330211.

[53] Lum SS, Woltering EA, Fletcher WS, Pommier RF. Changes in serum estrogen levels in women during tamoxifen therapy. Am J Surg. 1997;173(5):399-402. https://doi.org/10.1016/s0002-9610(97)00072-x.

[54] Rocha PRS, Oliveira VD, Vasques CI, Dos Reis PED, Amato AA. Exposure to endocrine disruptors and risk of breast cancer: a systematic review. Crit Rev Oncol Hematol. 2021;161:103330. https://doi.org/10.1016/j.critrevonc.2021.103330.

[55] Smotherman C, Sprague B, Datta S, Braithwaite D, Qin H, Yaghjyan L. Association of air pollution with postmenopausal breast cancer risk in UK biobank. Breast Cancer Res. 2023;25(1):83. https://doi.

org/10.1186/s13058-023-01681-w.

[56] Eve L, Fervers B, Le Romancer M, Etienne-Selloum N. Exposure to endocrine disrupting chemicals and risk of breast cancer. Int J Mol Sci. 2020;21(23):9139. https://doi.org/10.3390/ijms21239139.

[57] Franke AA, Li X, Shvetsov YB, Lai JF. Pilot study on the urinary excretion of the glyphosate metabolite aminomethylphosphonic acid and breast cancer risk: the multiethnic cohort study. Environ Pollut. 2021;277:116848. https://doi.org/10.1016/j.envpol.2021.116848.

[58] Panis C, Candiotto LZP, Gaboardi SC, Gurzenda S, Cruz J, Castro M, et al. Widespread pesticide contamination of drinking water and impact on cancer risk in Brazil. Environ Int. 2022;165:107321. https://doi.org/10.1016/j.envint.2022.107321.

[59] Liu G, Cai W, Liu H, Jiang H, Bi Y, Wang H. The association of bisphenol A and phthalates with risk of breast cancer: a meta-analysis. Int J Environ Res Public Health. 2021;18(5):2375. https://doi.org/10.3390/ijerph18052375.

[60] Hager E, Chen J, Zhao L. Minireview: parabens exposure and breast cancer. Int J Environ Res Public Health. 2022;19(3):1873. https://doi.org/10.3390/ijerph19031873.

[61] Chiang C, Mahalingam S, Flaws JA. Environmental contaminants affecting fertility and somatic health. Semin Reprod Med. 2017;35(3):241-9. https://doi.org/10.1055/s-0037-1603569.

[62] Pandics T, Major D, Fazekas-Pongor V, Szarvas Z, Peterfi A, Mukli P, et al. Exposome and unhealthy aging: environmental drivers from air pollution to occupational exposures. Geroscience. 2023;45:3381. https://doi.org/10.1007/s11357-023-00913-3.

附 录

Appendix

附录 A 证据水平和推荐等级 ❶
Levels of Evidence and Grades of Recommendation

丁锦华 **译** 王晓稼 **校**

一、证据级别

Ⅰ.来自至少一项大型随机对照试验（方法学质量良好，低偏倚可能性）或无异质性的良好随机试验的 Meta 分析的证据。

Ⅱ.小型随机试验或存在偏倚的大型随机试验（方法学质量较低）或试验的 Meta 分析或存在已证明的异质性的试验的 Meta 分析。

Ⅲ.前瞻性队列研究。

Ⅳ.回顾性队列研究或病例对照研究。

Ⅴ.无对照组的研究、病例报告、专家意见。

二、推荐等级

A.强有力的证据表明有效，并且有显著的临床益处，强烈推荐。

B.有强有力的中等程度的证据表明有效，但临床益处有限，一般推荐。

C.证据不足，或益处不抵风险或缺点（不良事件、费用等），可选。

D.有中等程度的证据表明无效或有不良结果，一般不推荐。

E.有强有力的证据表明或有不良结果，永不推荐。

---

❶ 改编自 Dykewicz, C.A., 2001. Summary of the guidelines for preventing opportunistic infections among hematopoietic stem cell transplant recipients. Clinical Infectious Diseases, 33(2), pp.139-144

附录 B 全球乳腺癌危机
The Global Breast Cancer Crisis

徐正阳 **译** 王晓稼 **校**

一、全球乳腺癌的影响

2018 年全球共有 1810 万癌症新病例，960 万癌症死亡病例[1]。据估计，1/5 的男性和 1/6 的女性会在他们生命中的某个阶段患上癌症，1/8 的男性和 1/10 的女性会死于癌症[1]。全世界有 4380 万 5 年内确诊的癌症患者，这些患者有着多种多样的复杂需求，而医疗系统不一定总能满足这些需求。在欧洲，乳腺癌是女性最常见的癌症，其会导致需要医疗支持的长期并发症，对个体患者的影响非常明显[2]。虽然发达国家的乳腺癌 5 年生存率超过 90%，但欠发达国家的情况并不理想，印度的 5 年生存率为 66%，南非的 5 年生存率仅 40%[3]。

尽管乳腺癌主要影响任何年龄的女性，但男性乳腺癌并不罕见，发病率约占 1%。虽然长期数据缺乏，但男性乳腺癌的症状、治疗和临床结果与女性乳腺癌基本相同[4]。乳腺癌的循证实践来自于随机对照试验，这些试验将患者的长期结果，包括总生存期和无进展生存期作为治疗干预的有益措施。随机对照临床试验的缺点是耗时长、成本高，通常需要多年时间才能提供有价值的结果。

乳腺癌的挑战在于全球范围内住院患者在精确诊断、有效治疗方案的可及性及参与临床研究机会等方面的差异，发达国家在所有这些方面都比欠发达国家先进得多[5]。

乳腺癌在 2018 年占所有癌症的 11.6%，目前是全球女性死亡的主要原因[6]。尽管低收入和中等收入国家的乳腺癌发病率较低，但它们的死亡率高于高收入国家，并且由于临床差异，这种情况在未来几年可能会变得更糟。低收入和中等收入国家通常缺乏临床指南、乳腺癌筛查、姑息治疗和其他多学科治疗方法，如整合医学[6]。早期诊断程序的可用性和及时引入乳腺癌治疗是这些国家的主要优先事项，导致整合肿瘤学实践没有得到优先考虑。

只有 10% 的乳腺癌病例可以归因于遗传，如细胞存在 BRCA1、BRCA2 突变和 PALB2 的存在[7]。知悉这些基因突变的存在有助于预防性双侧乳腺切除和双侧卵巢输卵管切除术的决策。然而，大多数乳腺癌归因于生活方式和环境因素，包括外源性激素、肥胖、久坐的生活方式、饮食、吸烟和饮酒。尤其是肥胖，与发达国家的乳腺癌发病率有关，主要发生在绝经后而不是绝经前的女性中。体重指数每增加 $1kg/m^2$，绝经后乳腺癌的风险增加 3%。同样，与不饮酒者相比，只需每天饮酒 18g，即可使乳腺癌的相对风险显著增加[7]。在过去几十年中乳腺癌的发病率在许多国家不断增加，特别是在南美洲、非洲和亚洲，这些地区传统上乳腺癌的发病率很低[8]。这可能是由于环境和生活方式因素，包括较低的出生率、肥胖率的增加、饮食变化、久坐不动的生活方式，部分乳腺癌发病率增加可能是因为乳腺癌筛查率提高。

保护性干预措施可以帮助将乳腺癌风险降低近 30%，包括以下组合。

- 延长母乳喂养时间。
- 定期进行体育锻炼。
- 体重控制。
- 停止或减少饮酒。
- 戒烟。
- 去除外源性激素。
- 减少辐射暴露。

乳腺癌的表现因乳腺癌类型（导管或小叶、原位或侵袭性）而异，在早期阶段，只有通过筛查乳腺 X 线摄影才能检测到。乳腺癌最常见的表现是肿块，通常是无痛的，可能有乳房（皮肤）增厚，也可能没有。发现肿块的女性或男性应立即就医，以便如果肿块是癌症，可以尽早开始有效治疗，以确保患者获得最佳疗效。

其他可能提示乳腺癌的乳腺症状如下，这些症状可能单独或联合出现。

- 合并 / 不合并腋窝肿块，伴 / 不伴皮肤增厚。
- 乳房大小、形状或外观的变化。
- 橘皮样变、发红、凹陷、溃疡或其他乳房皮肤变化。
- 乳头外观和（或）乳头周围皮肤的变化。
- 乳头异常分泌物。
- 深色皮肤可能会有一些不同的表现（如区域变暗而不是发红）。

良性乳腺肿块非常常见，如腺瘤、囊肿、脂肪组织和感染。因此，人们需要向医生报告任何新发肿块，以排除癌症。有乳腺癌家族史的人应更加警惕任何乳腺肿块或是乳腺癌的迹象和症状，如果有疑问，应咨询专家。经期前的女性通常会出现肿块，但肿胀的乳腺肿块往往会在月经结束后消失。不随月经周期变化的肿块需要进一步进行临床检查、影像检查和可能的活检。

乳腺癌有时可能不会表现为肿块或其他症状，而是可能侵入身体的其他部位，并首先在那里变得更加明显。一个例子是腋下或颈部区域的淋巴结，脊柱或骨盆中持续的骨痛，这些疼痛并不能通过简单的干预措施（包括镇痛和物理治疗）消失。罕见情况下，乳腺癌的首发症状可能看起来与其无关，并可能导致患者前往医院急诊科。这些表现可能包括胸痛、急性气促、头痛和腿部或手臂无力。这可能是因为癌症转移到身体的其他部位，如肺、肝、脑和骨骼。

乳腺癌治疗在早期诊断时可以非常有效，对于低风险早期乳腺癌，生存率可达 90% 或更高。乳腺癌的治疗包括手术、局部疾病的放疗和全身化疗，以降低癌症扩散的风险。维持治疗还包括内分泌疗法、化疗和靶向药物的组合，包括单克隆抗体。

二、挑战和机遇

乳腺癌诊断和治疗后的 5 年生存率在高收入国家可能高达 90%，在南非等低收入国家可能低至 40%[3]。早期发现和治疗是获得有效治疗结果的关键，所有国家都应将其作为最低标准。通过世界卫生组织基本药物清单（Essential Medicines List，EML），药物和其他治疗方法越来越多地在大多数国家可及，未来几年内可见生存率的显著提高 [8]。

20 世纪 80 年代至 2020 年，高收入国家的年龄标准化乳腺癌死亡率下降了 40%[9]。这可能是归功于乳腺筛查的开展和诊断后适当治疗（手术、放疗、化疗），从而在癌症早期进行积极治疗。其他国家的跟进，并提供类似的乳腺癌基本干预措施的改进，导致乳腺癌全球年死亡率下降 2.5%，在 2020—2040 年，可避免 250 万人因乳腺癌死亡 [9]。世界各地的医疗保健系统应努力通过设计管理有效的临床路径，来实现乳腺癌和其他癌症的这种状态。初级保健、二级保健和三级癌症中心之间强大、综合的保健路径应该成为世界上所有国家的常态。尽管整体乳腺癌死亡率有所下降，但非裔美国女性比欧裔美国女性更容易死于乳腺癌（死亡率高出 41%）[10]。

癌症干预措施的标准化，如手术、放疗、化疗、免疫治疗和内分泌治疗，正在全球范围内提高乳腺癌的生存率。然而，它们通常会引起严重的并发症，包括疼痛、恶心和呕吐、疲劳、睡眠障碍、胃肠道疾病、不孕不育、淋巴水肿和心理障碍，如焦虑和抑郁 [11]。这些并发症通常发生在大多数干预措施中，并且可以在癌症治疗旅程的早期开始，在治疗完成后数月甚至数年持续存在。它们往往对旨在控制症状的传统医学治疗反应不佳，并可能对癌症患者的身体、心理和社交健康产生负面影响。因此，参与癌症患者护理的医疗保健专业人员应合作并努力满足患者的复杂需求。多专业团队可能包括肿瘤学家、癌症心理学家、物理治疗师、营养师等，他们都可能在乳腺癌患者旅程的某个时刻或多或少地参与其中。

40%～90% 的癌症幸存者使用某种形式的整合肿瘤学干预，其中 18% 使用多种干预。约 75% 的乳腺癌幸存者可能使用整合肿瘤治疗，预计这一比例将上升 [12]。草药和其他天然产品是最受欢迎的使用方式，患者可能会继续使用这些产品，而不必告诉他们的医疗团队是否感觉更好 [13]。当患者决定使用整合肿瘤学方法时，也会获得控制和授权感，尽管患者有时会低估未经监管使用的危险 [14]。许多草药和营养补充剂尚未在癌症患者中进行测试，这些患者也可能接受化疗和内分泌疗法，与这些传统治疗的潜在相互作用可能仍然未知 [15]。鉴于全球对整合肿瘤学方法的需求正在增加，乳腺癌患者的寿命更长，我们需要更多的整合肿瘤学从业者与肿瘤学家一起工作，并通过制订临床指南来理解治疗方案。许多肿瘤学家仍然非常怀疑整合肿瘤学方法使用缺乏一级证据，这是科学界应该努力收集证据、分析并以简单的方式呈现给医学界的事情。

参考文献

[1] WHO International Agency for Research in Cancer. Latest global cancer data. 2018. https://www.iarc.who.int/wp-content/uploads/2018/09/pr263_E.pdf. Accessed 28 Aug 2023.

[2] Jade P. What are the unmet medical and clinical needs in breast cancer care? Oncology Central Podcast. 2022. https://www.oncology-central.com/podcasts/what-are-the-unmet-medical-and-clinical-needs-in-breast-cancer-care/. Accessed 28 Aug 2023.

[3] WHO The global breast cancer initiative. 2023. https://www.who.int/initiatives/global-breast-cancer-initiative. Accessed 23 Aug 2023.

[4] Zheng G, Wang H, Liu FY, Leone JP. Male breast cancer: a 20-year multicentre experience. Breast Cancer Manag. 2022;11:3. https://www.oncology-central.com/male-breast-camcer-a-20-year-multicenter-experience/.Accessed 23 Aug 2023.

[5] Burstein HJ. Unmet challenges in systemic therapy for early-stage breast cancer. Breast 2022;62:567-9.

[6] Barrios CH. Global challenges in breast cancer detection and treatment. The Breast 2022;62(Supplement 1):s3-6.

[7] Schrijvers D, Senn HJ, Mellstedt H and Zakotnik B. ESMO handbook of cancer prevention. Mumbai: Informa Healthcare; 2008.

[8] Bray F, Ferlay J, Soerjomataram I, Siegel RL, Torre LA, Jemal A. Global cancer statistics 2018: GLOBOCAN estimates of incidence and mortality worldwide for 36 cancers in 185 countries. CA Cancer J Clin. 2018;68(6):394-424.

[9] World Health Organization. Cancer: breast cancer prevention and control. 2016. http://www.who.int/cancer/detection/breastcancer/en/. Accessed 23 Aug 2023.

[10] American Cancer Society. Cancer facts and figures. 2016. http://www.cancer.org/acs/groups/content/@research/documents/document/acspc-047079.pdf. Accessed 23 Aug 2023.

[11] Dobos G, Tao I. The model of Western integrative medicine. Chin J Integr Med. 2011;17(1):11-20.

[12] Astin JA, Reilly C, Perkins C, Child WL. Breast cancer patients' perspectives on and use of complementary and alternative medicine: a study by the Susan G Komen Breast Cancer Foundation. J Soc Integr Oncol. 2006;4(4):157-69.

[13] Molassiotis A, Fernadez-Ortega P, Pud D, Ozden G, et al. Use of complementary and alternative medicine in cancer patients: a European survey. Ann Oncol. 2005;16:655-63.

[14] Dobos et al. Integrative oncology for breast cancer patients: introduction of an expert-based model. BMC Cancer 2012;12:539.

[15] Beuth J. Evidence-based complementary medicine in breast cancer patients. J Breast Care.2009;4:8-12.

附录 C　整合肿瘤学
Integrative Oncology

丁锦华　译　　王晓稼　校

一、整合肿瘤学定义

整合肿瘤学是医疗保健的一个分支，它在癌症护理中运用整合医学的原理。整合肿瘤学会对其定义如下："整合肿瘤学是一种以患者为中心、基于证据开展的癌症护理领域，结合传统癌症治疗方法，同时运用来自不同传统的身心疗法、天然产品和（或）生活方式进行调整。整合肿瘤学的目标是在整个癌症护理过程中优化患者的健康状况、生活质量和临床结果，并增强人们预防癌症的能力，使他们在癌症治疗前、中、后期都能成为积极参与者"[1]。

英国整合肿瘤学会（British Society for Integrative Oncology，BSIO）对整合肿瘤学的定义与 SIO 相似，即"整合肿瘤学是一种以患者为中心、基于证据展开的癌症护理领域，它利用心理、营养、生活方式和补充疗法等干预措施，与传统癌症治疗相结合，以支持患者拥有更好的生活质量，提高恢复力，最大限度地减少治疗的不良反应，并改善治疗结果"[2]。整合肿瘤学应合理整合传统医学、心理学、生活方式和补充医学中的最佳方法，并超越常规，提供一种以人为导向的治疗方法。这种方法旨在动态评估和解决受癌症影响者的身体、情感、心理和精神需求，并在适当时为护理人员和家庭成员提供支持。重要的是，整合肿瘤学并非替代医学，而是完全支持核心医疗治疗计划和辅助药物的使用，同时避免过度医疗化，通过提供非药物治疗选项来减少多重用药和不良反应负担，使其成为整体癌症护理工具包的一部分。整合肿瘤学的核心是完全基于循证医学的定义，旨在结合最佳可用研究证据、临床专业知识和患者价值观，制订合理、个性化和全面的护理计划 [3]。

二、整合肿瘤学领域的国际专业组织

成立于 2003 年的整合肿瘤学会是一个国际性的多学科专业组织，致力于整合肿瘤学的发展，并为包括英国整合肿瘤学会在内的许多当地组织提供了启发性的基础建议。SIO 和 BSIO 作为非营利组织，通过汇聚来自多个学科的从业者（他们专注于为癌症患者提供护理），促进了整合肿瘤学的沟通、教育和研究。

SIO 和 BSIO 共同的愿景是，通过研究促进补充疗法真正融入肿瘤护理中，从而使所有患者在整个癌症治疗过程中都能获得基于证据的补充护理，并将其作为标准癌症护理的一部分。BSIO 和 SIO 的成员跨越了传统和补充肿瘤护理领域内的多个专业和不同工作环境，包括学术机构、医疗机构、慈善组织、小企业及个体诊所。SIO 还有一个积极的患者倡导团体，BSIO 也在进行类似的活动。这些专业组织的成员共同致力于为患者提供卓越的全面护理、改善临床结果、支持性护理以及预防癌症。

除了 BSIO 和 SIO（包括 SIO 全球委员会的活动）外，国际上还有其他几个专业协会，它们拥有不同的成员基础，如欧洲整合肿瘤学会（European Society for Integrative Oncology，ESIO）。

三、全球范围内的护理模式

全球整合肿瘤学的模式因护理环境、服务构成和提供方式的不同而存在很大差异，并且在不同国家的医学界接受程度也各不相同。尽管这一领域在不断发展，但最近的一篇论文从六个国家（以色列、西班牙、比利时、意大利、美国和法国）的角度，为我们提供了国际视角下的概述 [4]。

在这个概述中，以色列、美国和意大利的模式最为成熟和全面。在美国，多家综合性癌症中心，如纪念斯隆 - 凯特琳癌症中心（Memorial Sloan Kettering

Cancer Center，MSKCC）、MD 安德森癌症中心等，都将整合肿瘤学作为标准服务。典型的整合肿瘤学咨询会从完整的病史和当前的临床状况开始，然后评估患者的生活方式、情绪和精神 / 情感状态、睡眠模式、任何精神方面的担忧，以及目前正在使用的补充疗法（包括营养补充剂）[4, 5]。然后，使用多学科方法制订的整合肿瘤学护理计划会在协作模式下提交给主要治疗医生。个别临床医生会在整合肿瘤学团队的建议的帮助下，自行决定采用哪些补充和整合医学疗法。常用的疗法包括针灸、瑜伽、运动、冥想技巧，以及谨慎使用的天然补充剂，其服务则通过私人保险或自费提供[4]。

在以色列，整合医学总体上取得了长足的进步，全国不同医院专科（肿瘤学、精神病学、外科学、心脏病学等）都提供多种 CIM 疗法，社区护理服务也同样可用。大多数医学领域都存在对整合护理持积极态度的医疗专业人员（healthcare professional, HCP），这支持了整合医学更广泛的应用，过去 20 年来，HCP 向整合肿瘤学从业者转诊的人数稳步增长。在以色列，全国有 10 家肿瘤中心提供整合肿瘤学护理，这些转诊既可以是患者发起的，也可以是肿瘤学家和其他医疗团队成员（如护士和社会工作者）直接要求的[4]。服务提供是多学科的，涉及营养师、药剂师、物理治疗师、针灸师、身心治疗师、触摸疗法专家、整体护理护士和医生。

以托斯卡纳这座城市为例，意大利在整合肿瘤学方面拥有丰富的经验，自 2009 年以来，肿瘤学家和整合肿瘤学专家一直紧密合作[4]。在托斯卡纳，为了在公共卫生服务中更广泛的肿瘤护理中整合 CIM 疗法，发展了一种运营模式，这导致该地区所有主要城市都建立了由公共资金支持的整合肿瘤学诊所，这些诊所成为多学科癌症护理的重要组成部分，在乳腺癌方面拥有丰富经验。这一过程中的重要一步是发布了关于乳腺癌的区域指南（诊断和治疗护理路径），其中包括许多关于 CIM 使用的指示，此外，地区卫生当局还提供了 100 万欧元资金，用于资助整合肿瘤学项目的研究。

与上述模式相比，英国在让所有人都能公平获得基于医疗证据的整合肿瘤学护理方面还有很多工作要做。正如 2023 年在塞浦路斯举行的 SIO 研讨会所讨论的那样，英国整合肿瘤学的服务在很大程度上是分散的，并以慈善机构为主导，如 Penny Brohn UK 和 Yes to Life，在英国大部分地区，这些服务与医疗团队（如果有的话）的真正整合程度很低。虽然英国国家医疗服务体系中有一些使用补充疗法的出色例子，包括在克里斯蒂 NHS 基金会信托与盖伊和圣托马斯 NHS 基金会信托下的 Dimbleby Cancer Care 的工作，但这些服务往往与医疗护理并行运行，而不是真正融入其中。与上述模式不同，英国许多举措中很少有或几乎没有医生的参与。私人护理可能会在多学科诊所内提供医生的作用，但这样的模式非常态，而且如果自费，会导致费用增加。还有一些创新举措旨在改善获取一般整合肿瘤学信息的途径，如由 Oncio CIC 创建的免费 Oncio 应用程序。随着公众和医疗保健领域对整合肿瘤学的兴趣、投资和研究的增加，英国的整合肿瘤学服务有机会发展到与上述其他国家相当的水平。

四、整合肿瘤学面对的公共卫生挑战

随着全球癌症治疗与康复护理的负担逐年增长，对公众和已不堪重负的医疗服务体系而言，实施癌症风险降低策略至关重要。整合肿瘤学将营养、生活方式和行为改变置于核心地位，在降低癌症风险的任何公共卫生倡议中都发挥着至关重要的作用。

世界癌症研究基金会的第三份报告为一级和可能的二级癌症预防提供了建议（附图 C-1）。2018 年的 WCRF/AICR 评分系统则是一个简单、标准化的评分工具，用于评估个人是否遵循了第三份专家报告中提出的十项癌症预防建议中的八项[6]。在最近的一项病例对照研究中，25% 的乳腺癌病例可归因于对 WCRF/AICR 指南的遵循程度较低至中等，而相较于得分最低的类别，得分最高的类别中乳腺癌风险降低了 27%[7]。最近一项包含 11 项研究的 Meta 分析进一步证实了遵循 WCRF/AICR 指南与乳腺癌风险之间的关系[8]。

此外，WCRF 报告及其持续更新的证据还概述了绝经前和绝经后乳腺癌特定风险因素的相关证据。通过多学科医疗团队（包括医生、护士和其他卫生保健专业人员，如营养和运动专家）的整合肿瘤学介入，以及健康辅导提供的行为改变支持，可以帮助评估和管理影响乳腺癌风险的以下可改变因素[9]。

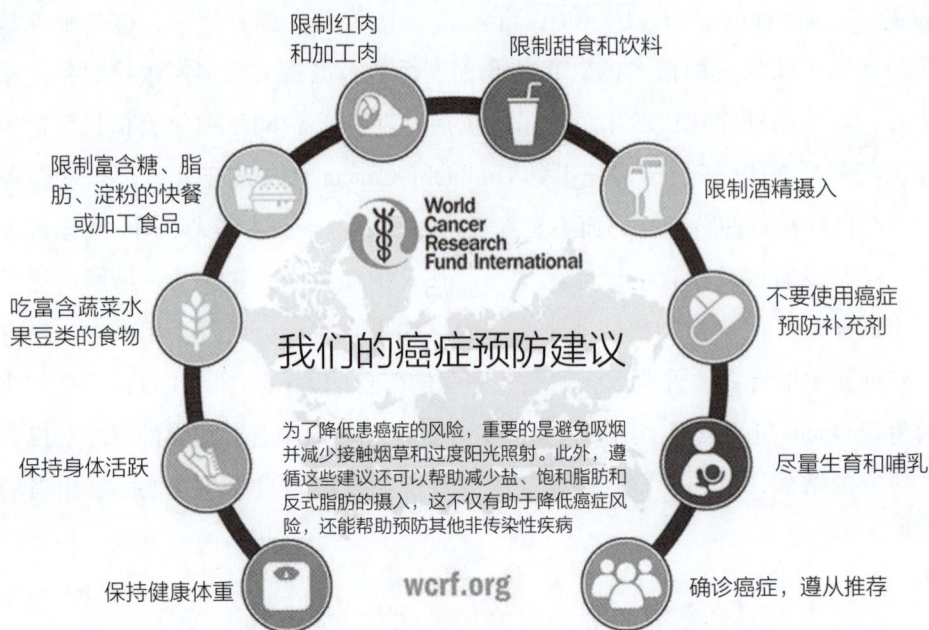

World
Cancer
Research
Fund International

限制红肉和加工肉

限制甜食和饮料

限制富含糖、脂肪、淀粉的快餐或加工食品

限制酒精摄入

吃富含蔬菜水果豆类的食物

不要使用癌症预防补充剂

我们的癌症预防建议

为了降低患癌症的风险，重要的是避免吸烟并减少接触烟草和过度阳光照射。此外，遵循这些建议还可以帮助减少盐、饱和脂肪和反式脂肪的摄入，这不仅有助于降低癌症风险，还能帮助预防其他非传染性疾病

保持身体活跃

尽量生育和哺乳

保持健康体重

确诊癌症，遵从推荐

wcrf.org

▲ 附图 C-1　世界癌症研究基金会癌症预防建议 [9]

引自 World Cancer Research Fund/American Institute for Cancer Research. Diet, Nutrition, Physical Activity and Cancer: a Global Perspective. Continuous Update Project Expert Report 2018.Available at dietandcancerreport. org

1. 绝经前乳腺癌

(1) 强烈证据支持级别

保护性因素：进行体育活动。

风险因素：饮用含酒精饮料。

(2) 新出现的证据级别

保护性因素：身体活动、食用高钙和乳制品饮食（可能是由于其高钙含量）。

2. 绝经后乳腺癌

(1) 强烈证据支持级别

保护性因素：进行体育活动。

风险因素：饮用含酒精饮料。

(2) 新出现的证据级别

保护性因素：食用高钙饮食。

3. 未明确分类的乳腺癌

(1) 强烈证据支持级别

保护性因素：母乳喂养。

(2) 新出现的证据级别

保护性因素：食用含类胡萝卜素的食物、食用非淀粉类蔬菜，特别是针对雌激素受体阴性乳腺癌的风险。

虽然超重和肥胖对绝经前和绝经后乳腺癌风险的影响存在差异[10]，但无论绝经状态如何，保持正常体重和身体成分范围都是促进整体健康的最恰当建议[7, 9]。

五、临床实践与专业指南中支持整合肿瘤学应用的临床证据

国际整合肿瘤学会率先发布了 SIO 临床实践指南，为将补充与整合疗法融入传统肿瘤临床实践提供了全面的循证指南，完整列表可在 SIO 网站上查阅。美国临床肿瘤学会认可了 SIO 于 2017 年发布的"乳腺癌治疗期间及治疗后整合疗法循证使用临床实践指南"[11]。在 2022 年和 2023 年，SIO 与 ASCO 联合发布了两篇临床实践指南，分别针对肿瘤疼痛管理的整合医学[12] 和成人癌症患者焦虑与抑郁的整合肿瘤学护理[13]，并且更多项目正在进行中。这些临床实践指南由国际多学科专家团队制订，方法严谨，是评估整合肿瘤学模式在临床实践中效果的首选途径[14]。

除了针对特定癌症、相关症状或治疗不良反应的指南中存在的空白进行综述和出版外，还必须考虑整合肿瘤学模式在临床实践中的整体证据。尽管这是一个快速发展的领域，但迄今为止的证据已经充分表明，IO 在支持乳腺癌和妇科癌症患者生活质量、控制症状[15-17] 及可能改善生存期[14, 18]方面有着显著效果。随着全球范围内患者报告结局测量和生存期数据的 IO 护理真实世界数据不断积累，我们能够更清晰地量化其影响，并确定推进 IO 护理的最佳模式，并同时考虑到当地实施的需求。

六、专业培训措施

整合肿瘤学的专业培训主要在一些更广泛的整合医学项目中开展，如亚利桑那大学的整合医学奖学金项目、整合肿瘤学中心的当地培训项目或在线学习课程（如 MSKCC 的入门课程）。美国密歇根大学整合肿瘤学学者项目[19] 则是另一个例子。目前，整合肿瘤学培训的专注型研究生方法正处于开发和试点阶段，包括美国的一项血液肿瘤学奖学金整合肿瘤学培训计划[20] 和英国整合肿瘤学会正在开发的一项研究生培训课程倡议。支持培训计划发展的一项重要举措是最近的一项国际跨专业倡议，最终促成了一个整合肿瘤学教育能力框架的开发[21]。

七、合作促成成功

众所周知，在临床实践中，癌症护理本质上是一项多学科团队的工作。整合肿瘤学扩大了这一团队，提供了更广泛的个性化支持工具，以增强核心医疗计划，旨在促进患者整体恢复力，支持卓越的生活质量和体能状态，以便按计划进行治疗或临床试验，并减轻症状负担和治疗不良反应。

整合肿瘤学护理中合作的基础方面包括应用于参与癌症患者护理的任何从业人员的以下方面。

• 相互尊重和理解个人能力、团队角色、专业注册或执照状态及执业范围。

• 扩大团队成员之间及时、清晰的沟通，包括在出现红旗征兆或临床恶化时适当升级处理。

• 在各自执业范围内提供安全有效的护理，满足相互期望，监测建议和治疗效果，并明确记录。

专业组织，如 SIO 和 BSIO，在提供教育活动和会议及特别兴趣小组（special interest group，SIG）方面发挥着关键作用，以促进不同专业之间的对话，加深对整合肿瘤学的理解，分享最新证据和最佳实践，并促进对不同 IO 模式安全性和有效性的清晰认识。然而，除此之外，作为医疗专业人员，我们有责任为了患者的最大利益而合作，以满足他们获得真正联合护理的愿望，这种护理将陪伴他们度过生命中最艰难的时光。

正如一位转移性乳腺癌患者所说："作为患者，在癌症之旅中航行是充满挑战的，因为你会从补充医学和传统医学的专业人士那里接收到大量意见和建议，其中很多是有帮助的，但也有很多是相互冲突的。很容易让人感到不知所措，不知道该如何前进。知道这一切都在一个由医生和专业人士组成的团队下得到照顾，他们不仅分享结果，还相互尊重彼此的方法，这感觉就像奇迹一样……如果我们能够营造一种好奇、合作和相互尊重的氛围，并认识到双方都有优点，我们可能会找到（自己的）出路。"

参考文献

[1] Witt CM, Balneaves LG, Cardoso MJ, Cohen L, Greenlee H, Johnstone P, et al. A comprehensive definition for integrative oncology. J Natl Cancer Inst Monogr. 2017;2017(52). https://doi.org/10.1093/jncimonographs/lgx012.

[2] Fuller-Shavel N. Integrative oncology—key principles and future directions in the UK. United Kingdom: British Society for Integrative Oncology (BSIO); 2021. https://www.bsio.org.uk/blog/integrative-oncology-principles-and-directions.

[3] Sackett DL, Rosenberg WMC, Gray JAM, Haynes RB, Richardson WS. Evidence based medicine: what it is and what it isn't. BMJ. 1996;312(7023):71-2. https://doi.org/10.1136/bmj.312.7023.71.

[4] Toledano A, Rao S, Frenkel M, Rossi E, Bagot JL, Theunissen I, et al. Integrative oncology: an International perspective from six Countries. Integr Cancer Ther. 2021;20:15347354211004730. https://doi.org/10.1177/15347354211004730.

[5] Latte-Naor S, Mao JJ. Putting integrative oncology into practice: concepts and approaches. J Oncol Pract. 2019;15(1):7-14. https://doi.org/10.1200/jop.18.00554.

[6] Shams-White MM, Brockton NT, Mitrou P, Romaguera D, Brown S, Bender A, et al. Operationalizing the 2018 World Cancer Research Fund/American Institute for Cancer Research (WCRF/AICR) cancer prevention recommendations: a standardized scoring system. Nutrients. 2019;11(7). https://doi.org/10.3390/nu11071572.

[7] Turati F, Dalmartello M, Bravi F, Serraino D, Augustin L, Giacosa A, et al. Adherence to the world cancer research fund/American Institute for Cancer Research Recommendations and the risk of breast cancer. Nutrients. 2020;12(3). https://doi.org/10.3390/nu12030607.

[8] Solans M, Chan DSM, Mitrou P, Norat T, Romaguera D. A systematic review and meta-analysis of the 2007 WCRF/AICR score in relation to cancer-related health outcomes. Ann Oncol. 2020;31(3):352-68. https://doi.org/10.1016/j.annonc.2020.01.001.

[9] WCRF/AICR. Continuous Update Project Expert Report 2018. Diet, nutrition, physical activity and breast cancer.: World Cancer Research Fund/American Institute for Cancer Research; 2018.

[10] Friedenreich CM, Ryder-Burbidge C, McNeil J. Physical activity, obesity and sedentary behavior in cancer etiology: epidemiologic evidence and biologic mechanisms. Mol Oncol. 2021;15(3):790-800. https://doi.org/10.1002/1878-0261.12772.

[11] Lyman GH, Greenlee H, Bohlke K, Bao T, DeMichele AM, Deng GE, et al. Integrative therapies during and after breast cancer treatment: ASCO Endorsement of the SIO Clinical Practice Guideline. J Clin Oncol. 2018;36(25):2647-55. https://doi.org/10.1200/jco.2018.79.2721.

[12] Mao JJ, Ismaila N, Bao T, Barton D, Ben-Arye E, Garland EL, et al. Integrative medicine for pain management in oncology: Society for Integrative Oncology-ASCO Guideline. J Clin Oncol. 2022;40(34):3998-4024. https://doi.org/10.1200/jco.22.01357.

[13] Carlson LE, Ismaila N, Addington EL, Asher GN, Atreya C, Balneaves LG, et al. Integrative oncology care of symptoms of anxiety and depression in adults with Cancer: Society for integrative oncology-ASCO guideline. J Clin Oncol. 2023:Jco2300857. https://doi.org/10.1200/jco.23.00857.

[14] Crudup T, Li L, Dorr JW, Lawson E, Stout R, Niknam PV, et al. Breast cancer survivorship and level of institutional involvement utilizing integrative oncology. J Oncol. 2021;2021:4746712. https://doi.org/10.1155/2021/4746712.

[15] Andersen MR, Sweet E, Hager S, Gaul M, Dowd F, Standish LJ. Use of integrative oncology, involvement in decision-making, and breast cancer survivor health-related quality of life in the first 5 years postdiagnosis. Integr Cancer Ther. 2018;17(3):636-45. https://doi.org/10.1177/1534735418762543.

[16] Hack CC, Hackl J, Hüttner NBM, Langemann H, Schwitulla J, Dietzel-Drentwett S, et al. Self-reported improvement in side effects and quality of life with integrative medicine in breast cancer patients. Integr Cancer Ther. 2018;17(3):941-51. https://doi.org/10.1177/1534735418777883.

[17] Schad F, Thronicke A, von Trott P, Oei SL. Analysis of changes in cancer-related fatigue of breast cancer patients receiving an integrative medicine program. Integr Cancer Ther. 2020;19:1534735420963780. https://doi.org/10.1177/1534735420963780.

[18] Segev Y, Lavie O, Stein N, Saliba W, Samuels N, Shalabna E, et al. Correlation between an integrative oncology treatment program and survival in patients with advanced gynecological cancer. Support Care Cancer. 2021;29(7):4055-64. https://doi.org/10.1007/s00520-020-05961-5.

[19] Karim S, Benn R, Carlson LE, Fouladbakhsh J, Greenlee H, Harris R, et al. Integrative oncology education: an emerging competency for oncology providers. Curr Oncol. 2021;28(1):853-62. https://doi.org/10.3390/curroncol28010084.

[20] Gowin KL, Wertheim B, Larsen A, Camoriano J. Integrative hematology oncology fellowship program: a National survey based analysis of need. Blood. 2021;138:1887. https://doi.org/10.1182/blood-2021-151413.

[21] Witt CM, Balneaves LG, Carlson LE, Cohen M, Deng G, Fouladbakhsh JM, et al. Education competencies for integrative oncology-results of a systematic review and an International and Interprofessional consensus procedure. J Cancer Educ. 2022;37(3):499-507. https://doi.org/10.1007/s13187-020-01829-8.

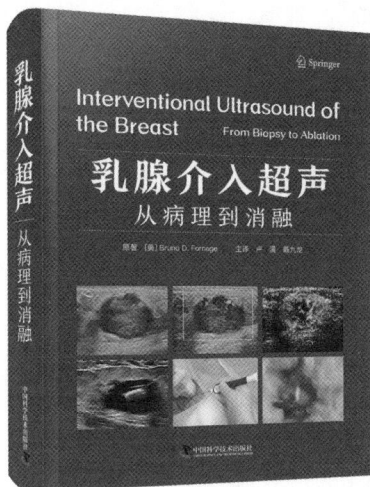

原著　[美] Bruno D. Fornage

主译　卢　漫　戴九龙

定价　278.00 元

　　本书引进自 Springer 出版社，是一部专注于乳腺介入超声诊疗的参考书。书中详细介绍了超声引导下的乳腺活检技术的适应证、术前准备、细针穿刺抽吸方法和注意事项、活组织检查标记、并发症等，以及超声引导下乳腺病变消融治疗相关知识。书中还着重介绍了独特的"MD Anderson 方式"，即将粗针活检（CNB）与细针抽吸（FNA）联合应用于新发乳腺癌患者的分期评估。这一方法的应用价值已在肿瘤治疗领域享有盛誉的 MD Anderson 癌症中心 30 多年来的临床实践中得以验证。本书有助于学习、掌握乳腺疾病的超声引导下活检及消融治疗技术，适合超声医师、介入医师及医学生参考阅读。

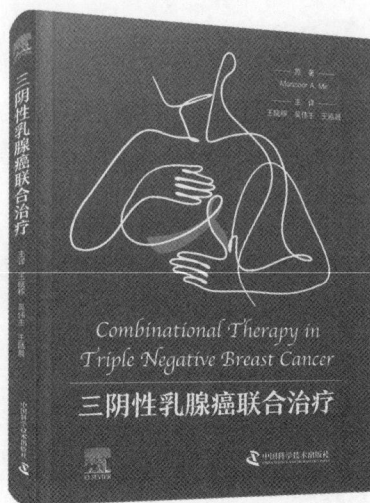

原著　[印] Manzoor A. Mir

主译　王晓稼　吴伟主　王瓯晨

定价　168.00 元

　　本书引进自 Elsevier 出版社，由癌症生物学与免疫学专家 Manzoor A. Mir 博士撰写，是一部全面介绍三阴性乳腺癌联合治疗的实用指南，不仅从分子水平上讨论了三阴性乳腺癌，还对这种特定癌症类型的联合治疗策略进行了系统介绍。对于三阴性乳腺癌这样的高级别肿瘤，因肿瘤细胞固有的遗传不稳定性会产生内在耐药性和获得性耐药性，因此采用单一疗法大多毫无价值。联合疗法降低了单一药物的剂量，但可提供更多或至少相同的治疗效果，并降低耐药性的风险，因此了解多种治疗方案至关重要。全书共 8 章，内容系统、阐释简明、配图丰富，可供对联合疗法治疗三阴性乳腺癌感兴趣的医生、癌症研究人员、肿瘤学家及生物学家借鉴参考。